DER STOFF-WECHSEL-KALENDER

SUSANNE HACKEL

DER STOFF-WECHSEL-KALENDER

DETOX IM RHYTHMUS DER JAHRESZEITEN

herbig

INHALTSVERZEICHNIS

Detox im Einklang mit den Jahreszeiten ---- **7**

Entgiftung - die Zauberformel der Naturheilkunde ---- **8**

Extra: 7 Gründe für DETOX mit den Jahreszeiten ---- **11**

DIE DETOX-GRUNDREGELN ---- 13

MOTIVATION & DRANBLEIBEN ---- 25

Extra: Detox ist wunderbar – aber nicht immer geeignet ---- **29**

Extra: Räucherwerk ---- **30**

UNSERE ENTGIFTUNGSORGANE ---- 33

Die Leber - umwandeln und entgiften ---- **34**

Extra: 5 Tipps –So kannst du deine Leber während des Detox-Programms unterstützen ---- **36**

Der Darm - aussortieren und loslassen ---- **36**

Extra: 5 Tipps – So kannst du deinen Darm während des Detox-Programms unterstützen ---- **38**

Die Lunge - einfach mal durchatmen! ---- **39**

Extra: 5 Tipps – So kannst du deine Lunge während des Detox-Programms unterstützen ---- **40**

Die Haut - schützen und abgrenzen ---- **41**

Extra: 4 Tipps - So kannst du deine Haut während des Detox-Programms unterstützen ---- **42**

Die Nieren - alles in den Fluss bringen ---- **43**

Extra: 4 Tipps – So kannst du deine Nieren während des Detox-Programms unterstützen ---- **44**

Extra: Einen Kräutervorrat für die Detox-Zeit anlegen ---- **46**

Extra: Sammelkalender ---- **48**

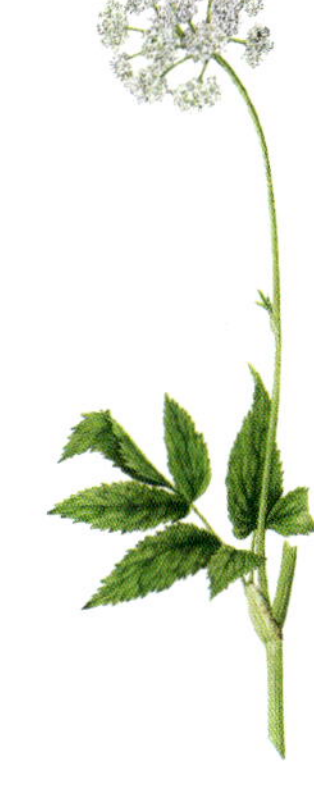

FRÜHLING ---- **51**
Frisches Grün, Neubeginn, Tagundnachtgleiche
Extra: Pflanzensteckbriefe ---- **69**

SOMMER ---- **71**
Lebensfreude, Kraft und Fülle
Extra: Pflanzensteckbriefe ---- **91**

HERBST ---- **93**
Verwurzeln, Erntedank, Halloween
Extra: Pflanzensteckbriefe ---- **111**

WINTER ---- **113**
Rückzug, Reflexion, Raunächte
Extra: Pflanzensteckbriefe ---- **131**

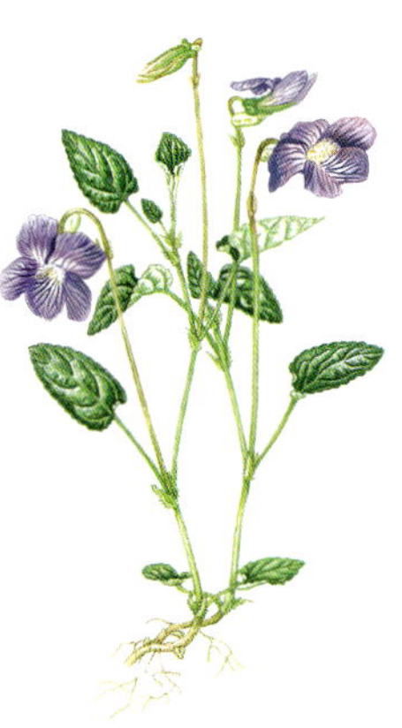

SERVICETEIL ---- **133**
Checklisten und Übersichtspläne auf einen Blick

Deine Detox-Woche – Die Bausteine ---- **134**
Deine Detox-Woche – Vorab überlegen ---- **136**
Deine Detox-Woche – Dein ganz persönliches Programm ---- **138**
Dein Detox-Fahrplan zum Ausfüllen ---- **140**
Literaturtipps und hilfreiche Adressen ---- **141**
Register ---- **142**
Impressum ---- **144**

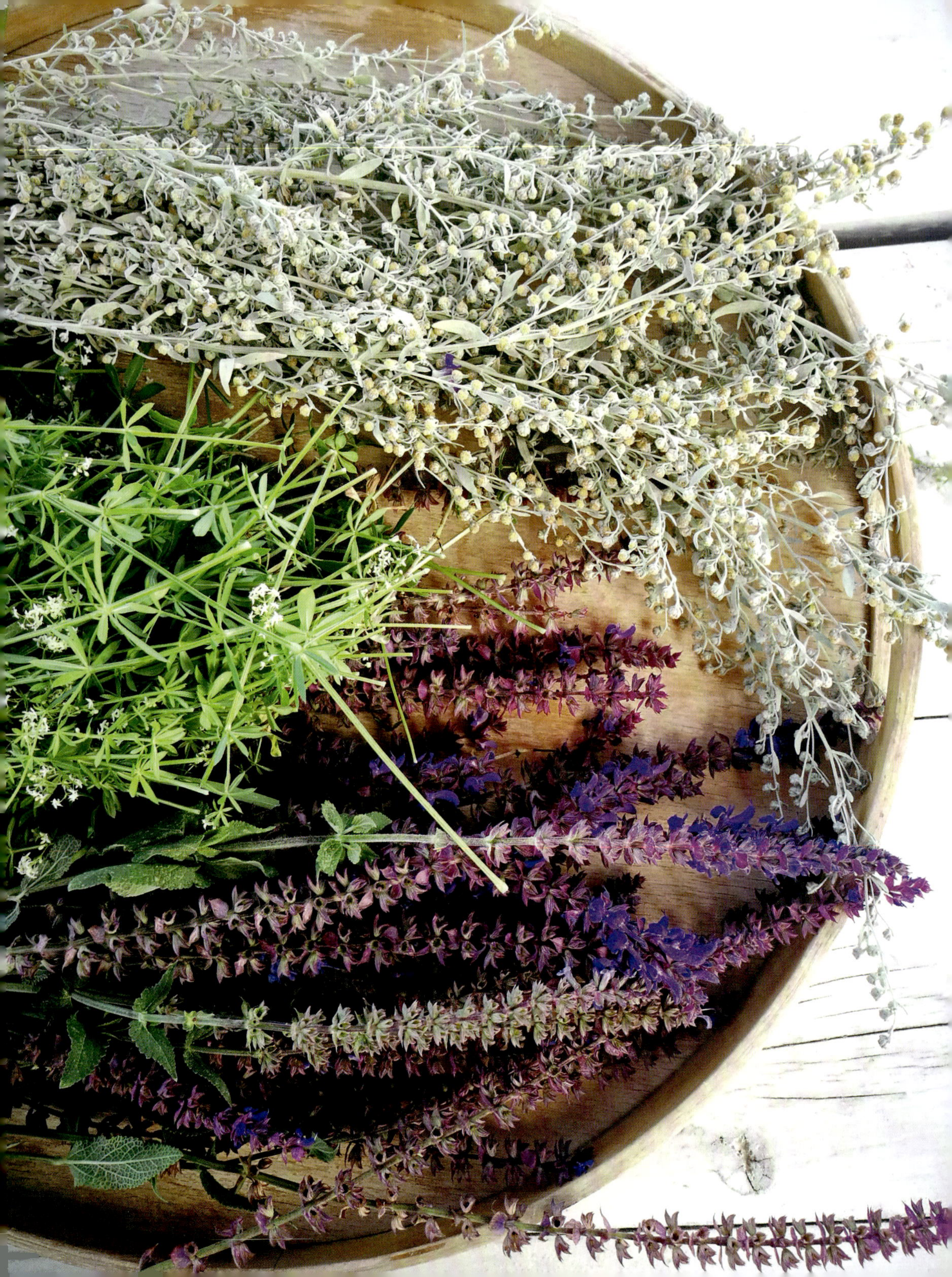

DETOX IM EINKLANG MIT DEN JAHRESZEITEN

Kräuter und Heilpflanzen wachsen an fast jedem Wegesrand. Sie sind kleine Schätze, die man im hektischen Alltag oft übersieht. Sie selbst zu sammeln, zu erkunden und in den Speiseplan zu integrieren tut dem Körper und der Seele gut und hat eine jahrtausendealte Tradition. Viele einheimische Heilpflanzen werden in der Volksheilkunde erfolgreich angewendet. Gerade die ungeliebten Unkräuter entpuppen sich bei genauem Hinsehen als einheimisches Superfood.

In meiner Kräuterwerkstatt gebe ich meine Liebe zur Natur weiter und zeige, wie einfach gesunde Ernährung und eine gesunde Lebensweise sein können. Ich bin jedes Mal aufs Neue überrascht, wie viel wohltuende Freude in den kleinen Momenten des Alltags steckt! Die Natur hat so viel davon zu bieten: quicklebendiges erstes Grün, summende Wiesen, duftende Kräuter, kunterbunte Blätter, glitzernder Raureif. All diese bewussten Natur-Erlebnisse können unsere Kraftquelle und unser Seelenfutter zu jeder Jahreszeit sein.

Als Heilpraktikerin integriere ich die Natur in die Pflege der Gesundheit, dabei ist ein Detox-Kalender entstanden, der sich an dem Rhythmus von Frühling, Sommer, Herbst und Winter **und** an den Heilpflanzen der jeweiligen Saison orientiert.

In der traditionellen Volksheilkunde gehörte das Detoxen – oder das »Blutreinigen«, wie meine Oma es nannte – zur Gesundheitspflege und Vorsorge, wie für uns heute das Zähneputzen. Insbesondere zur Vorbeugung der immer häufiger werdenden Zivilisationserkrankungen und zur allgemeinen Stärkung und Kräftigung sind regelmäßige Detox-Kuren geeignet. Du kannst sie im Alltag durchführen – das ist bei herkömmlichen Fastenkuren (z. B. nach Buchinger) für viele eine Herausforderung und nicht für jeden empfehlenswert.

Dieses Buch bietet viele Anregungen, die Detox-Tage in den Jahreszeitenverlauf einzubinden. Dabei erwarten dich leckere basische Rezepte mit saisonalen Kräutern und Gemüsen, wertvolle Informationen zu den Entgiftungsorganen und Inspirationen für Seelenfutter und wohltuende Naturwahrnehmungen. Du kannst den Sammelkalender nutzen und die Kräuter für deine Detox-Zeit selbst sammeln. In den einzelnen Jahreszeiten-Kapiteln findest du viele Hinweise, welche Pflanzen sich dafür eignen. Nutze die Checklisten im Buch und stelle dir dein persönliches Detox-Programm zusammen.

Ich wünsche dir eine erholsame Detox-Zeit, viel Spaß und Erfolg.

Deine Susanne Hackel
Potsdam, im Frühjahr 2022

Entgiftung

DIE ZAUBERFORMEL DER NATURHEILKUNDE

Entgiften und Entschlacken gehören in der traditionellen europäischen Medizin zu den Grundpfeilern der Gesundheit. Egal ob Maria Treben, Kräuterpfarrer Sebastian Kneipp, Paracelsus oder Hildegard von Bingen - sie alle wiesen auf die positive Wirkung von Entgiftungs- und Reinigungskuren auf die Gesundheit hin.

Auch im Ayurveda oder in der Traditionellen Chinesischen Medizin spielen Reinigungskuren eine wichtige Rolle, um die wirkungsvolle Zusammenarbeit der Organsysteme und die Harmonie im Körper herzustellen. In der Regel basieren alle diese Kuren auf einem ganzheitlichen Konzept. Achtsamkeit, Atmung, Bewegung und positive Gedanken spielen dabei oft eine ebenso große Rolle wie die Ernährung und die richtige Anwendung von Kräuterzubereitungen.

In der Volksheilkunde wird eine Frühjahrskur empfohlen, um den Stoffwechsel nach dem Winter wieder in Schwung zu bringen, die Lebenskräfte nach der Ruhephase wieder zu aktivieren und »Schlacken« auszuleiten. Dabei ist der Begriff Schlacken in der Schulmedizin umstritten. In den traditionellen Gesundheitsvorstellungen werden damit Stoffe bezeichnet, die größtenteils aus dem eigenen Stoffwechsel entstehen. Rauchen, Alkohol, Bewegungsmangel sowie eine übermäßige Ernährung mit tierischen Eiweißen oder Zucker begünstigen deren Entwicklung. Lagern sie sich im Körper ab, können sie zahlreiche Beschwerden und Krankheiten hervorrufen. Bestimmte körperliche Konstitutionen und auch die Jahreszeiten können das Entstehen und Ablagern dieser Stoffe begünstigen: Insbesondere im Winter bewegen wir uns weniger und ernähren uns eher kohlenhydratreich. Der Begriff Frühjahrsmüdigkeit umschreibt sehr gut das Gefühl, wenn der Körper noch in der winterlichen Trägheit steckt, obwohl wir gerne mit der Leichtigkeit des Frühlings wieder ins Leben starten wollen. Im Sommer wenden wir uns nach außen und möchten die Energie und die Dynamik nutzen, die sich auch in der Natur spiegelt – in dieser Jahreszeit steht sie am Höhepunkt ihrer Entfaltung. Und der Herbst wiederum bereitet uns auf den Rückzug und auf die Ruhe des Winters vor. Darum kennt die traditionelle Naturheilkunde unzählige Rezepte und Anleitungen zur Blutreinigung und Entgiftung für jede Jahreszeit. Die regelmäßige Ausleitung von Schlacken wird als ein wichtiger Teil der Gesundheitsvorsorge und Körperpflege betrachtet und mindestens einmal im Jahr empfohlen.

SO KANNST DU DIE NATUR FÜR DEIN PROGRAMM NUTZEN

Die Natur bietet uns mit ihrem reich gedeckten Tisch einen bunten Strauß an Möglichkeiten, um unsere Detox-Kur sinnvoll zu unterstützen. Eine Vielzahl einheimischer Kräuter wie Brennnessel, Löwenzahn, Schafgarbe oder Goldrute kann für diese Kuren als leckere Wildkräutergerichte, würzige Tees, grüne Smoothies oder, zum Beispiel mit Äpfeln kombiniert, als frische Säfte verwendet werden. Sie sollen die im Gewebe abgelagerten Schlacken mobilisieren, die Entgiftungsorgane optimal aktivieren und so die Ausleitung aus dem Körper fördern. Über die Entgiftungsorgane Leber, Darm, Niere, Haut und Lunge gelangen die Stoffe dann wieder aus dem Körper.

Spaziergänge und lebendige Naturerfahrungen wecken die Lebensfreude, Rituale sowie das Einbeziehen von Frühling, Sommer, Herbst und Winter helfen bei der sinnvollen Verankerung im Rhythmus der Jahreszeiten.

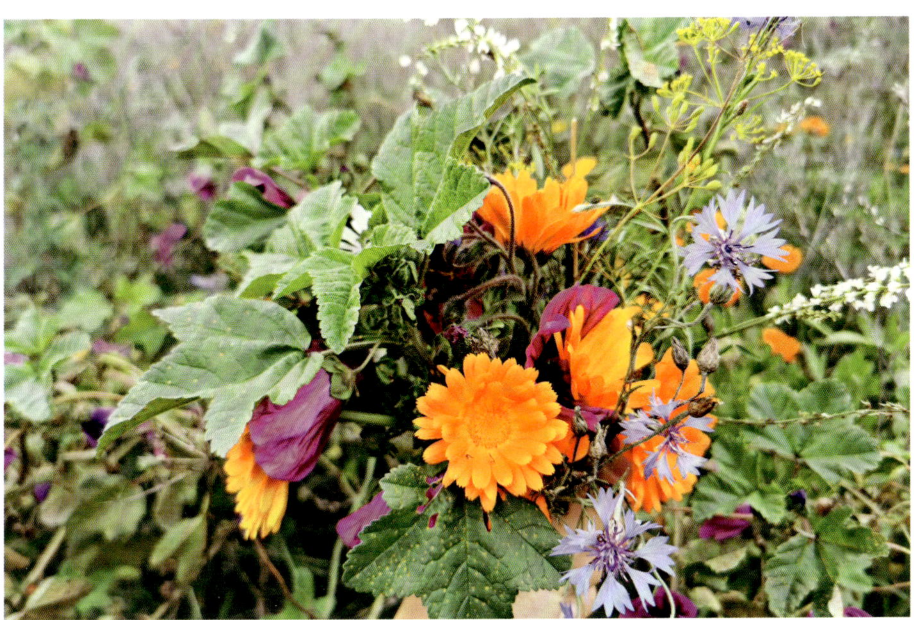

Schaue dich draußen einmal genauer um: Heilpflanzen wachsen überall.

SO KANNST DU DIE JAHRESZEITEN FÜR DEIN PROGRAMM NUTZEN

Die Jahreszeiten beeinflussen unser tägliches Leben. Das wechselnde Wetter, die jeweiligen Temperaturen und die Tageslänge verändern unsere Umgebung und unseren Alltag. Der belebende Frühling, heiße Sommertage, die bunte Fülle des Herbstes und die zurückgezogene Langsamkeit des Winters – jede Jahreszeit hält ihre besonderen Themen für uns bereit. Oft passen verschiedene Heilpflanzen zu den Themen der entsprechenden Jahreszeit und ergänzen dein Detox-Programm.

Die ersten Frühlingskräuter stecken voller Vitamine, Mineralstoffe und sekundärer Pflanzenstoffe. Sie sind kleine Kraftpakete und wachsen genau zur richtigen Zeit. Integrieren wir sie in unseren Speiseplan, vertreiben sie Frühjahrsmüdigkeit. Wenn der Frühling in den Sommer übergeht und der Holunder blüht, können wir Holunderblütenwasser herstellen. Es wirkt erfrischend und kühlend an heißen Tagen. Holunderzubereitungen aktivieren die inneren Feuer und kühlen gleichzeitig. Sie helfen uns, unsere Freude und Leidenschaft zu entfachen, und stärken ebenso unsere Abwehrkräfte. Trinken wir einen Holunderblütentee, beginnen wir zu schwitzen. Das unterstützt die Entgiftung und kühlt den Körper gleichzeitig. Der Herbst beschenkt uns mit den schmackhaften Früchten von Hagebutte, Sanddorn oder Schlehe. Sie liefern wertvolle Antioxidantien und gehören in den Vorrat. Die aromatischen Wurzeln von Angelika oder Beifuß erden uns im Winter und unterstützen mit ihren Bitterstoffen und ätherischen Ölen die Leber. Sie helfen uns in der kalten Jahreszeit, alles Überflüssige loszulassen und uns auf das Wesentliche zu beschränken. So können wir ohne Ablenkungen den winterlichen Rückzug und Stillstand nutzen, um uns und unser Leben zu reflektieren. Lassen wir das alte Wissen aus der traditionellen Naturheilkunde in unser Detox-Konzept mit einfließen, ergeben sich sinnvolle Kuren für die Gesundheit.

Dieses Buch liefert dir wertvolle Tipps und Impulse für deine persönliche Detox-Kur im Einklang mit den Jahreszeiten. Finde heraus, was dir guttut, und gehe deinen persönlichen Detox-Weg. Sammle dafür einheimische Heilpflanzen in deiner Umgebung und setze sie bewusst in den Jahreszeiten ein. Verwende saisonale Gemüse- und Obstsorten und nutze, wenn du möchtest, die in diesem Buch vorgeschlagenen Jahreszeiten-Rezepte für deine Kur. Erforsche dabei die elementaren Unterschiede von Frühling, Sommer, Herbst und Winter und lerne regionale Lebensmittel als wertvolle Heilmittel schätzen. Nutze dabei einfache Rituale, denn sie strukturieren die Übergänge und helfen beim Loslassen und Ordnen. Komme in Kontakt mit dir und deiner Natur.

Wie das geht, erfährst du in den folgenden Kapiteln.

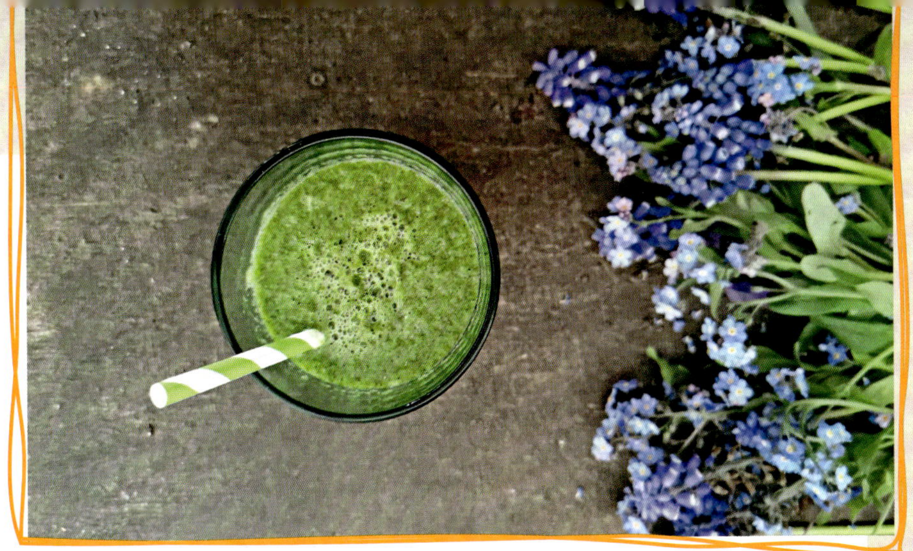

7 Gründe für DETOX mit den Jahreszeiten

- Gehe mit dem Rhythmus der Jahreszeiten und entdecke dabei deine eigene Verbindung mit der Natur und dem Jahreslauf. Dieser Rhythmus ist ein Baustein für körperliches, seelisches und geistiges Gleichgewicht.
- Die Jahreszeiten beeinflussen unsere Stimmung und unsere Bedürfnisse. Mache dir das Detoxen leichter, indem du die Besonderheiten der verschiedenen Jahreszeiten bewusst wahrnimmst und mit einbeziehst.
- Beuge körperlichen Beschwerden vor und verliere ein paar Pfunde, indem du das alte Wissen um Pflanzen im Kontext der Jahreszeiten nutzt, und erstelle dein individuelles Wellness-Programm für Körper, Geist und Seele.
- Saisonales Obst und Gemüse und saisonale Kräuter kommen direkt vom Acker auf den Tisch. Durch ideale Erntezeiten und kurze Lagerung liefern sie optimale Vitalstoffe während der Detox-Tage und unterstützen deine Gesundheit.
- Pflanzen, die wir brauchen, wachsen vor unserer Haustür. Beziehst du dein Gemüse und die Kräuter von einem Bauern vor Ort, schonst du durch kurze Lieferketten die Ressourcen. Das ist gut für deinen ökologischen Fußabdruck.
- Erlebe die Jahreszeiten ganz intensiv und vielleicht sogar noch einmal neu. Denn beim Detoxen werden die Sinne geschärft. Alles schmeckt und riecht viel intensiver, dein Geist wird klarer und deine Empfindungen deutlicher. So kannst du die Jahreszeiten noch einmal ganz neu oder besonders bewusst wahrnehmen.
- Lerne dich und deinen Körper besser kennen und schöpfe für deinen Körper und deine Seele lebendige Kraft aus den Jahreszeiten.

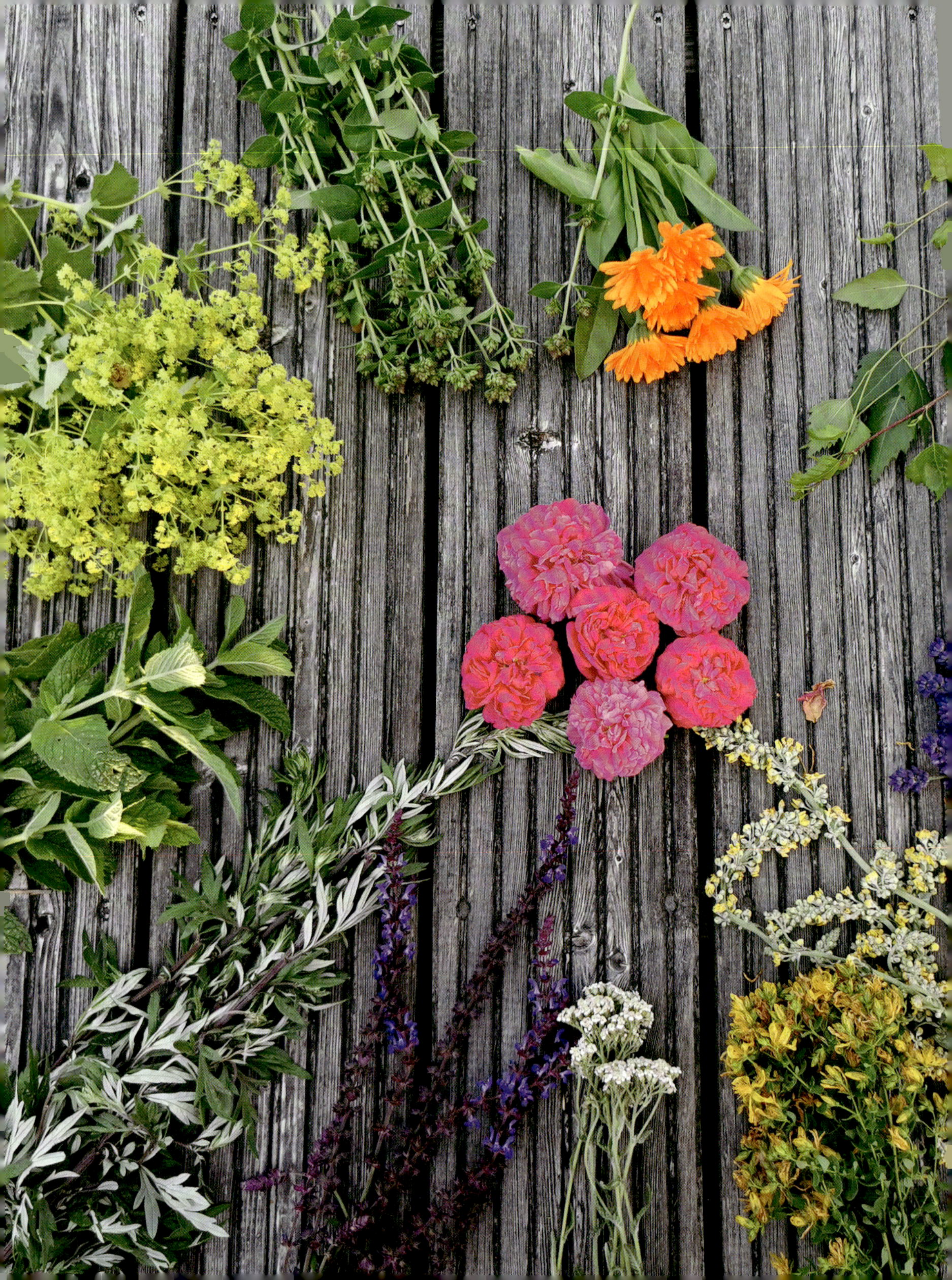

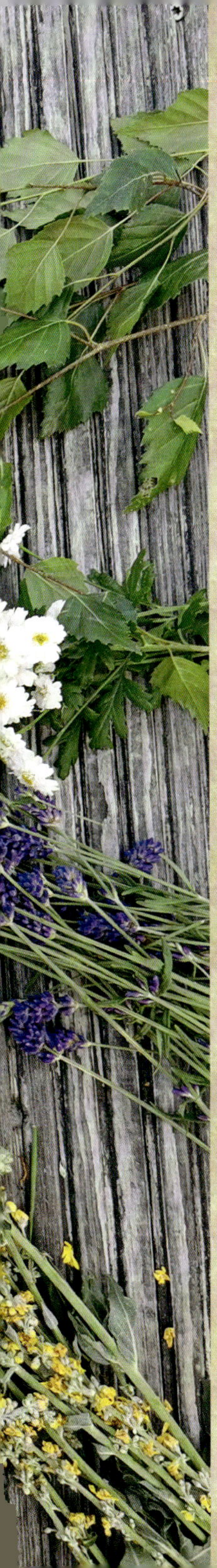

Die Detox-Grundregeln

Eine Detox-Kur durchzuführen ist ganz leicht, denn sie lässt sich im Gegensatz zu Fastenkuren gut in den Alltag integrieren. Dabei solltest du jedoch einige Grundregeln beachten und auf jeden Fall ausreichend Zeit für dein Wohlfühlprogramm einplanen. Lege deine Kur dafür in eine möglichst stressfreie Zeit.

Detoxen

WAS GEHÖRT DAZU?

Zu einer Detox-Kur gehören verschiedene Bausteine, die dieser Zeit ein ganzheitliches Konzept geben. Bewegung, Ernährung, Ausleitung, ausreichend trinken, frische Luft und wohltuendes Seelenfutter bilden die wichtigen Säulen deiner Kur.

Die Detox-Tage sind besondere Tage, die du dir und deiner Gesundheit gönnst! Sie sind eine wichtige Investition in das Wohlbefinden und das Gesundsein. Überlege dir vorher, wie lange deine Kur dauern wird und wie du die verschiedenen Bausteine der Kur in deinen Alltag integrieren kannst. Sei dabei kreativ und mache es dir so einfach wie möglich. Die Magie liegt in der Einfachheit: Zeit zum Entspannen, einfache und frische Gemüseküche sowie Bewegung, um den Kreislauf in Schwung zu bringen und um die gute Laune zu aktivieren.

ZEIT & JAHRESZEIT

Jede Jahreszeit hat ihre Besonderheiten: das Wetter, die Stimmung und die Aktivitäten, die wir jetzt gerne machen. Jeder Jahreszeit sind bestimmte Themen zugeordnet, die sich aus der Natur und aus dem Rhythmus der Jahreszeiten ableiten lassen. Dieses Wissen aus der traditionellen Volksheilkunde kannst du für deine Detox-Kur nutzen und so die besten Voraussetzungen schaffen, voller Energie durchs Leben zu gehen.

Im Frühling erwacht die Natur mit den ersten Sonnenstrahlen, die nicht nur die Insekten wieder nach draußen locken. Die Pflanzen strecken ihr zartes Grün neugierig in die Welt. Frühlingspflanzen unterstützen uns mit ihrem Gehalt an Mineralien und Vitaminen beim Entgiften. So bekommen auch wir wieder Schwung und Kraft für den Start in das Leben. Der Bauer bringt jetzt die Samen in die Erde. Genauso sind die euphorischen Frühlingswochen die richtige Zeit, um beflügelnde Ideen in unser Leben zu säen und Pro-

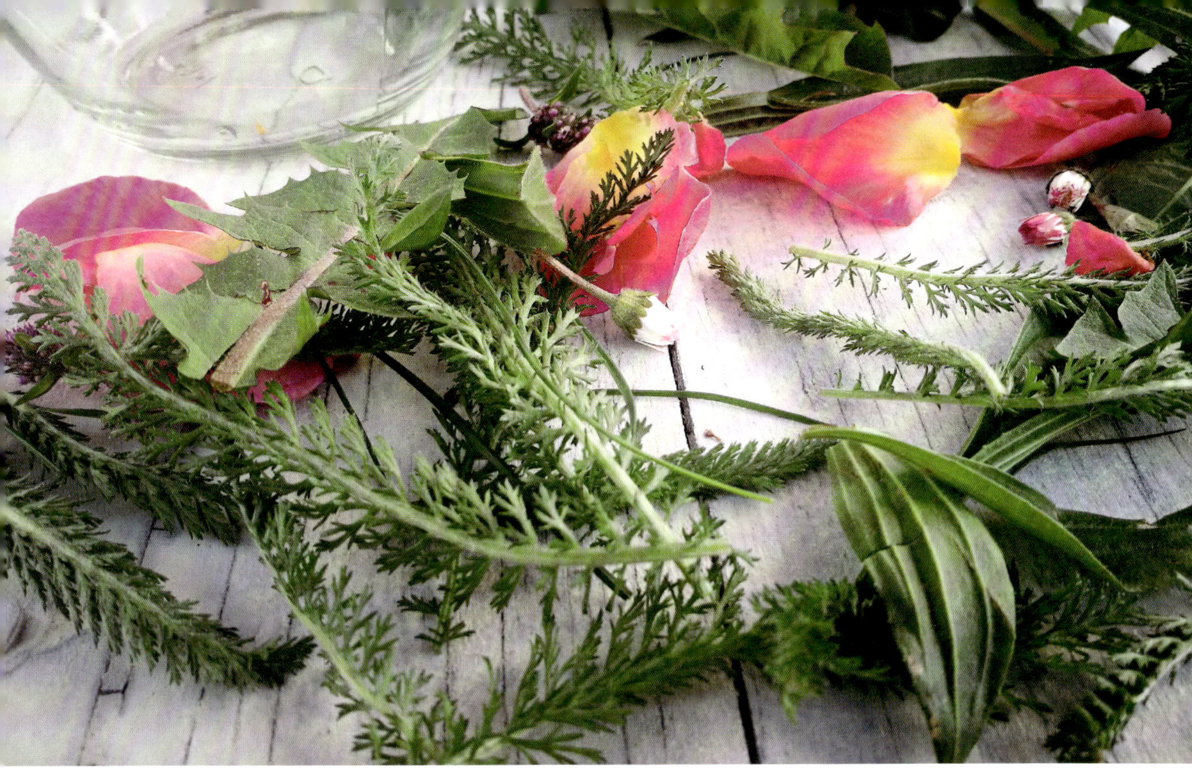

Ich ergänze meine Rezepte gerne mit bunten Sommerblüten.

jekte zu starten, die uns in unserem Leben voranbringen. Verliebtheit, Lebendigkeit und Neustart liegen jetzt in der Luft.
Sommertage sind lang, warm und hell. Pflanzen und Kräuter, die im Sommer geerntet werden, stecken voller Lebensenergie. Oft besitzen sie Blüten in gut gelaunten Farben wie Gelb und Orange oder sie verwandeln die üppige Sonnenenergie in Düfte und Aromen und aktivieren damit unsere Sinne. Ebenso wie die Pflanzen benötigen auch wir das Sonnenlicht. Es schenkt uns Antrieb, Wärme und gute Laune. Jetzt ist die ideale Zeit, unserer Leidenschaft mehr Raum zu geben und uns zu fragen, ob wir für die im Frühling gesäten Projekte noch brennen.
Wenn der Herbstanfang uns mit einer bunten Fülle an Äpfeln, Kürbissen und Walnüssen überschüttet, ist es Zeit für Erntedank – ein Fest des Dankes an die Geschenke der Natur. Die Pflanzen ziehen sich mit den kürzer werdenden Tagen in die Erde und in ihre Wurzeln zurück, um sich auf den Winter vorzubereiten. Der Herbst steht also in enger Verbindung mit der Erde, die unsere Mutter Erde, unsere Heimat oder unser Zuhause symbolisieren kann. Diese Jahreszeit lädt dazu ein, sich auch mit den eigenen Wurzeln zu beschäftigen. Es ist der richtige Moment, die Wohnung in eine Wohlfühloase zu verwandeln und an Halloween oder Allerseelen und Allerheiligen Ende Oktober der Verstorbenen zu gedenken.
Mit dem Winter stehen das Leben und die Zeit still. Die meisten Pflanzen und Tiere ruhen und überbrücken so die dunklen Monate. Wenn die Flüsse und Seen zufrieren und der Schnee alles bedeckt, haben wir Zeit, um un-

ser Leben zu reflektieren und einen Blick in unsere tiefsten Sehnsüchte und Wünsche zu erhalten. Mit Kerzen und Räucherwerk können wir hierfür einen geschützten Rahmen schaffen und duftenden Rauch in den Himmel aufsteigen lassen. Es ist die Zeit, um Kraft zu sammeln und den Übergang in das neue Jahr gut zu meistern, bevor sich der Jahreskreis mit dem Beginn des Frühlings wieder schließt.

DEINE ERNÄHRUNG WÄHREND DER DETOX-KUR

Grundsätzlich geht es während der Detox-Kur darum, Dinge zu essen, die den Körper möglichst wenig belasten. Die Ernährung während der Detox-Zeit sollte darum überwiegend basisch sein. Einfache Rezepte mit saisonalem und regionalem Gemüse, mit Nüssen, Samen, aromatischen Kräutern und Wildpflanzen sind jetzt gut. Leckere Rezepte findest du in den jeweiligen Jahreszeiten-Kapiteln (s. S. 48–131)

Gesunde Fette und kaltgepresste Öle sind Nervennahrung und sollten in unserer Ernährung nicht fehlen. Dazu gehören wertvolle Öle wie Leinöl, Hanföl, Nachtkerzenöl, Walnussöl oder auch das Öl der Chiasamen. Ungesättigte Fettsäuren sind unbedingt den gesättigten Fettsäuren vorzuziehen. Ungesättigte Fettsäuren sind leicht verdaulich, helfen die fettlöslichen Vitamine A, D, E, und K aufzunehmen, schützen unsere Organe und senken den Cholesterinspiegel. Übrigens: Die gesättigten Fettsäuren sind vor allem in tierischen Nahrungsmitteln enthalten und sollten nur in geringen Mengen aufgenommen werden.

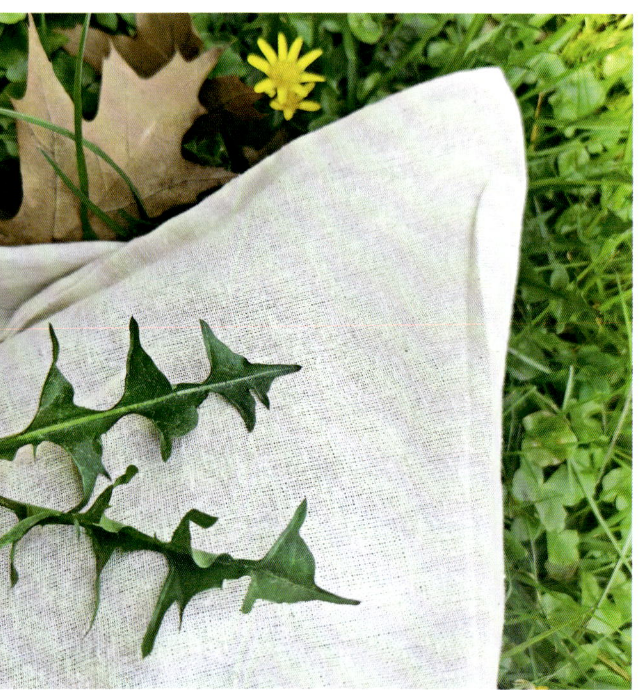

Löwenzahnblätter sammle ich das ganze Jahr für Tees und als Salatbeigabe.

Mein Tipp

Während deiner Detox-Zeit solltest du immer basisches Gemüse wie Möhren, Kartoffeln und Sellerie, ausleitende Kräutertees sowie Mandeln und Walnüsse zum Knabbern vorrätig haben. Je nach Jahreszeit kannst du diesen Grundbaukasten mit saisonalen frischen Kräutern, Gemüsen und Früchten ergänzen und abwandeln.

Die Ernährung im Wechsel der Jahreszeiten

Im Frühling liefern frische zartgrüne (Wild-)Kräuter wie Brennnesseln, Giersch und Löwenzahn wichtige Bitterstoffe und kurbeln die Entgiftung an. Spinat, junge Blattsalate und Äpfel ergänzen die basische Küche. Gurkenscheiben in Wasser ergeben leckere ausleitende Getränke.

Der **Sommer** beschenkt uns mit frischem Gemüse wie Kohlrabi, junger Rote Bete und Fenchel für leichte Sommergerichte und abwechslungsreiche Salate. Außerdem erwartet dich eine große Auswahl an Kräutern wie Petersilie, Schnittlauch, Basilikum, Rosmarin und Thymian aus dem Garten, Nachtkerzenblüten oder Malvenblüten von der Wiese. Sie bereichern deine Detox-Gerichte und sorgen für Abwechslung. Tees aus Minze, Schafgarbe oder Gänseblümchen unterstützen jetzt optimal die Ausleitung, und eine Vielfalt an Beeren aus dem Garten liefern wichtige sekundäre Pflanzenstoffe und weitere Antioxidantien.

Wenn im **Herbst** junger Spitzkohl und dicke Kürbisse reif werden, kannst du sie zu wärmenden Gemüsegerichten verarbeiten. Frisch geerntete Äpfel und Birnen schmecken jetzt besonders gut. Zarte Blätter und Blüten von Kapuzinerkresse können bis zum Frost geerntet werden und unterstützen die gesunde Darmflora. Verzehre sie roh, damit die wertvollen Senföle erhalten bleiben. Ein Porridge aus Hafer wärmt und gibt dir Kraft. Sanddornsaft ist unglaublich sauer, enthält aber auch viel mehr Vitamin C als Zitronen. Er ergänzt Salatdressings oder kann auch, mit Tees oder anderen Säften gemischt, als Heißgetränk genossen werden. Kräutertees aus

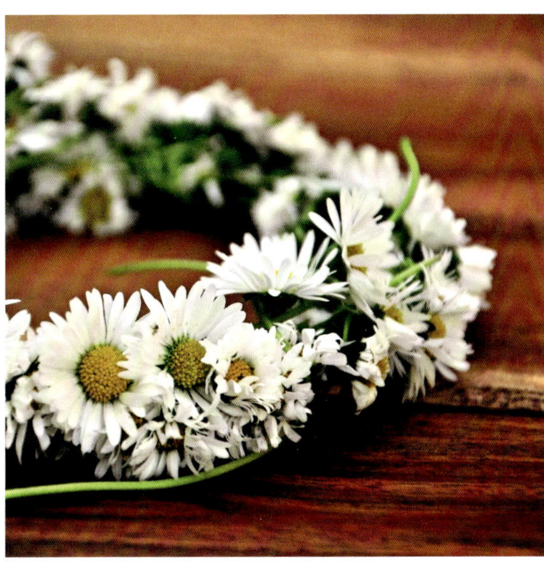

Wusstest du, dass du aus Gänseblümchenblüten einen Tee zubereiten kannst?

Wurzeln von Klette oder Angelikalwurzel wärmen und lassen sich mit den Detox-Basiskräutern Brennnessel und Löwenzahn zu einem herbstlichen Detox-Tee kombinieren.

Im **Winter** reduziert sich das Gemüseangebot auf das Wesentliche. Grünkohl, Pastinaken und Wirsing werden jetzt noch frisch geerntet. Fermentiertes Gemüse wie Kimchi oder Sauerkraut liefert aktive Milchsäurebakterien und fördert so ein ausgewogenes Milieu in unserer Darmflora, was unter anderem den Hunger auf Süßigkeiten vermindert. Dunkler Holunderbeerensaft schmeckt würzig und stärkt jetzt die Nerven. Im Winter gibt es kaum noch frische Kräuter. Vereinzelt ist nur noch Vogelmiere zu finden. Deinen ausleitenden Tee kannst du jetzt zusätzlich mit Birkenblättern, Beifuß oder getrockneten Holunderblüten ergänzen.

Einfache Ernährungstipps für die Detox-Tage

Iss vor allem frische Gemüse und kleine Mengen Obst der Saison. Wenn du die Möglichkeit hast, kaufe regional und aus biologischem Anbau. Schaue dich nach Rezepten um, die du gerne ausprobieren möchtest. Vegane Rezepte sind in dieser Zeit besonders geeignet.

Diese eher basisch verstoffwechselten Nahrungsmittel unterstützen deine Detox-Kur:

→ Saisonales Gemüse und Obst
→ Vollkornprodukte in kleinen Mengen
→ Gesunde Öle und Fette
→ Kräuter und Wildkräuter

Auf diese Nahrungs- und Genussmittel solltest du besser verzichten, weil sie zu den Säurebildnern gezählt werden:

→ Kaffee, Nikotin, Alkohol, Zucker
→ Wurst und Fleisch
→ Käse und andere Milchprodukte
→ Frittiertes, scharf Gebratenes
→ Fertigprodukte
→ Zu viel Salz

Was sind eigentlich basische Lebensmittel?

Beim Thema »basische Lebensmittel« geht es besonders darum, wie diese Lebensmittel im Körper verstoffwechselt werden. Das Essen von zu vielen Lebensmitteln, die Säuren bilden, belastet die Nieren und den Bewegungsapparat und kann eine Vielzahl von chronischen Krankheiten hervorrufen. Darum wird in der Detox-Woche möglichst auf diese Lebensmittel verzichtet.

Leider gibt es viele verschiedene Tabellen, die Lebensmittel in sauer oder basisch einordnen. Das ist verwirrend und hat damit zu tun, dass es diverse Methoden gibt, um festzustellen, ob ein Lebensmittel sauer oder basisch im Körper verstoffwechselt wird. Konsens aller Methoden ist, dass Weißmehl, Genussmittel wie Alkohol, Zucker und Kaffee sowie tierische Eiweiße in Fleisch, Wurst und Milchprodukten grundsätzlich sauer verstoffwechselt werden. Darum solltest du diese Produkte während deiner Detox-Zeit so viel wie möglich reduzieren.

Meine Lieblings-Würzpflanzen für die basische Küche:

Frühling – Giersch, Brennnessel, Veilchen
Sommer – Schafgarbe, Minze, Rose, Holunderblüte
Herbst – Thymian, Rosmarin, Fenchelsamen, Sanddornsaft
Winter – Petersilie, Ingwer, Zimt

Mein Tipp

Plane täglich drei entspannte Mahlzeiten ein und lasse eine Pause von mindestens vier Stunden zwischen deinen Mahlzeiten.

WASSER IST DEIN LEBENSELIXIER

Wasser ist ein wichtiges Lösungs- und Transportmittel in unserem Körper. Egal ob Nährstoffe, Stoffwechselprodukte oder Botenstoffe, alles zirkuliert durch den Körper, um an die richtigen Bestimmungsorte zu gelangen. Steht nicht genug Flüssigkeit zur Verfügung,

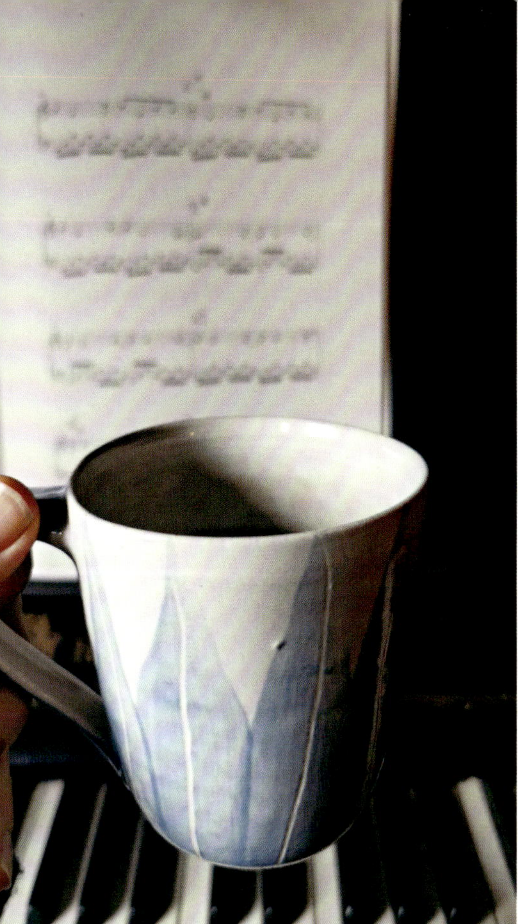

Am leckersten: Tee aus der Lieblingstasse.

gerät das Transportsystem ins Stocken und der Körper kann die wasserlöslichen Stoffwechselprodukte nicht ausreichend über die Nieren ausscheiden. Unangenehme Kopfschmerzen oder Müdigkeit können als Folge entstehen. Während der Detox-Tage sollten wir darum unserem Körper unbedingt genügend Flüssigkeit zur Verfügung stellen. Bei ausreichender Trinkmenge ist der Harn in der Regel hell und fast geruchsneutral.

Du kannst dir deine Getränke schon am Morgen bereitstellen. Dann behältst du einen guten Überblick über deine Trinkmenge. Neben stillem Wasser eignen sich auch Kräutertees sehr gut. Im Sommer kannst du dein eigenes »Infused Water« herstellen. Fülle dafür Wasser in eine Karaffe und lass das Wasser einige Stunden mit Gurkenscheiben, Zitronenscheiben, Ingwerstücken, frischer Minze oder anderen Kräutern ziehen. Das Ergebnis ist ein leicht aromatisiertes, erfrischendes Wasser. Achte unbedingt auf eine ausreichende Trinkmenge. Es werden 2 bis 3 Liter stilles Wasser und Kräutertees am Tag empfohlen.

Öle und Fette dienen als Lösungsmittel für die fettlöslichen Stoffe im Körper und ummanteln unsere Nerven. Fettlösliche Stoffe werden über die in der Leber produzierten Gallensäfte ausgeschieden.

Weitere Anregungen und Teemischungen findest du in den Jahreszeiten-Kapiteln.

Perfekte Detox-Getränke

Diese Getränke eignen sich für deine Detox-Tage:

- Stilles Wasser
- Dünne Kräutertees aus deiner Lieblingsteekanne
- Infused Water – Kaltauszüge mit Gurke, Ingwer, Zitrone und Co.

Diese Kräuter sind besonders gut für Tees in der Detox-Zeit geeignet:

- Löwenzahn – kräftigt die Leber und die Nieren
- Brennnessel – basisch, unterstützt die Nieren, entspannt
- Grüner Hafer – basisch, beruhigend, ausleitend
- Birkenblätter – verjüngend und ausleitend

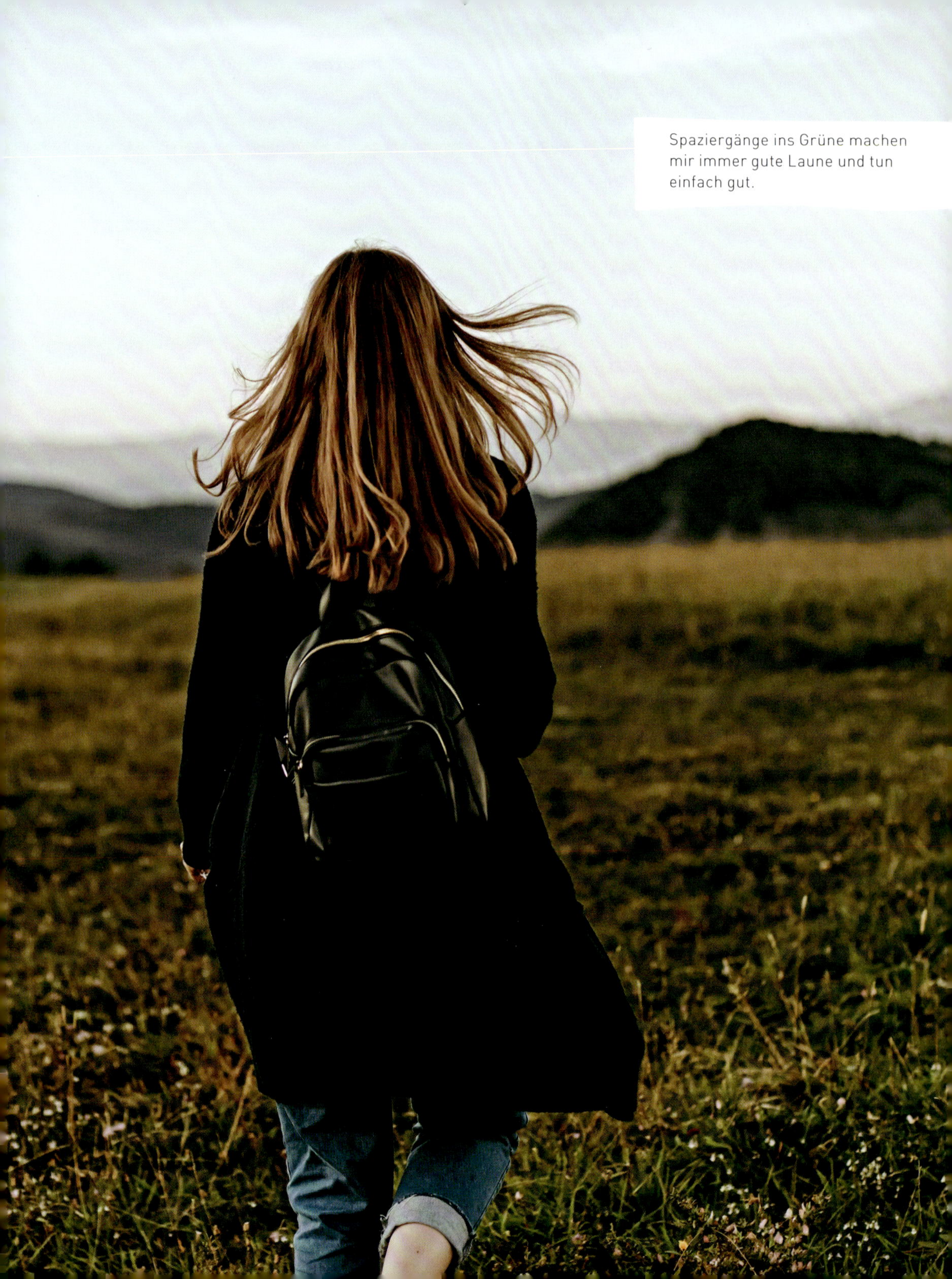

Spaziergänge ins Grüne machen mir immer gute Laune und tun einfach gut.

BEWEGUNG ZENTRIERT UND STIMULIERT

Bewegung, Sport und körperliche Aktivität sind wichtige Bestandteile deiner Detox-Kur. Sie bringen den Stoffwechsel in Schwung und kurbeln deinen Kreislauf an. Zudem sorgt tägliche Bewegung für mentale Ausgeglichenheit, was während deiner Detox-Tage besonders wichtig ist. Deine tägliche Bewegungsroutine stimuliert direkt deine Entgiftungsorgane, denn dadurch werden unsere inneren Organe, das umgebene Bindegewebe und die Faszien massiert und der Lymphfluss aktiviert. Enorm unterstützend wirkt dabei der Fokus auf den eigenen Atem und darauf, wie Atemtechniken sich gezielt und ganz effektiv für die körperliche und mentale Reinigung einsetzen lassen. Aber dazu später mehr.

Mein Tipp

Aktiviere deinen Körper täglich mit Bewegung, die dir Spaß macht. Plane dafür mindestens 2-mal 30 Minuten ein.

Aktivität sollte auch während deiner Detox-Kur am besten mehrmals täglich stattfinden. Überlege dir, welche Aktivität dir Spaß macht. Außerdem sollte sie sich möglichst einfach in deinen Tag integrieren lassen. Egal ob ausgedehnte Spaziergänge, zügiges Joggen, belebendes Yoga, Ballsport mit Freunden oder gelenkschonendes Schwimmen – es gibt sicherlich etwas, was deine Detox-Tage bereichert. Traue dabei deiner Intuition und deinem Körper und finde heraus, was dir guttut, dich stützt und stärkt. Schwitzen tut gut und ist für die Entgiftung wichtig!

DEINE ATMUNG VERBINDET DICH MIT DEINEM KÖRPER

Ungefähr 20 000 Atemzüge machen wir täglich, und bis zu unserem 40. Lebensjahr haben wir 7 Millionen Luftballons aufgeblasen. Unser Atem verbindet uns mit unserer Umwelt und mit uns selbst. Wir atmen den Sauerstoff, den die Pflanzen produzieren. Während deiner Detox-Tage sind tägliche Bewegungseinheiten an der frischen Luft wichtig. Bewusste Atemübungen unterstützen deinen Stoffwechsel und gleichen das Nervensystem aus. Starte deinen Tag mit einer Morgenroutine aus Atemübungen am geöffneten Fenster.

Atemübungen

Der Rhythmus, die Geschwindigkeit und die Intensität unseres Atems haben großen Einfluss auf unser Wohlbefinden. Bestimmte Atemtechniken machen wach und fördern die Konzentration, andere Techniken wirken beruhigend und ausgleichend. Du kannst einfache Atemtechniken nutzen, um dich mit deinem Körper zu verbinden und den Prozess des Detoxens so fördern. Führe deine Atemübungen unbedingt an frischer Luft oder mit geöffnetem Fenster durch.

Erforsche deinen Atem

Stelle oder setze dich aufrecht hin und schließe deine Augen. Stelle dir vor, wie deine Wirbelsäule nach oben in die Länge gezogen wird, und richte dich auf. Lege deine Hände nun auf deine Brust und atme einige Atemzüge nach oben in deine Brust. Lege deine Hände nun seitlich auf deine unteren Rippen und lasse den Atem für einige Züge dort hinfließen. Spüre, wie dein Atem deine Rippen bewegt. Dann lege deine Hände unter den Bauchnabel. Versuche deinen Atem nun dort hinzuleiten und spüre, wie sich dein Bauch dabei weitet. Versuche bei einem abschließenden Atemzug, deine Lunge in alle Richtungen mit Sauerstoff zu füllen. Mache den tiefsten Atemzug des Tages und atme langsam wieder aus. Öffne die Augen und nimm wahr, wie sich dein Atem jetzt anfühlt.

Mit dem Atem entspannen

Diese Atemübung eignet sich sehr gut am Abend, um den Tag abzuschließen, oder an turbulenten Tagen auch für zwischendurch. Sie dauert nur wenige Minuten und ist ganz einfach. Stelle oder setze dich aufrecht hin, schließe die Augen und nimm deinen Atem wahr. Atme nun tief durch die Nase ein und zähle dabei bis drei. Halte kurz inne, bevor du langsam wieder durch den Mund ausatmest. Spitze dabei die Lippen und zähle dabei bis sechs. Wiederhole diese Atmung einige Male und genieße die beruhigende Wirkung.

ENTSPANNUNG & SCHLAF HELFEN BEIM REGENERIEREN

Entspannung ist ein wichtiger Teil deiner Detox-Tage. Sorge unbedingt für genug Schlaf (7–8 Stunden), Pausen und Ruhephasen und reduziere, wenn möglich, deine Termine in diesen Tagen. Gönne dir Zeit, denn dann fällt

Ausreichend Schlaf ist eine wichtige Säule deines Detox-Programms.

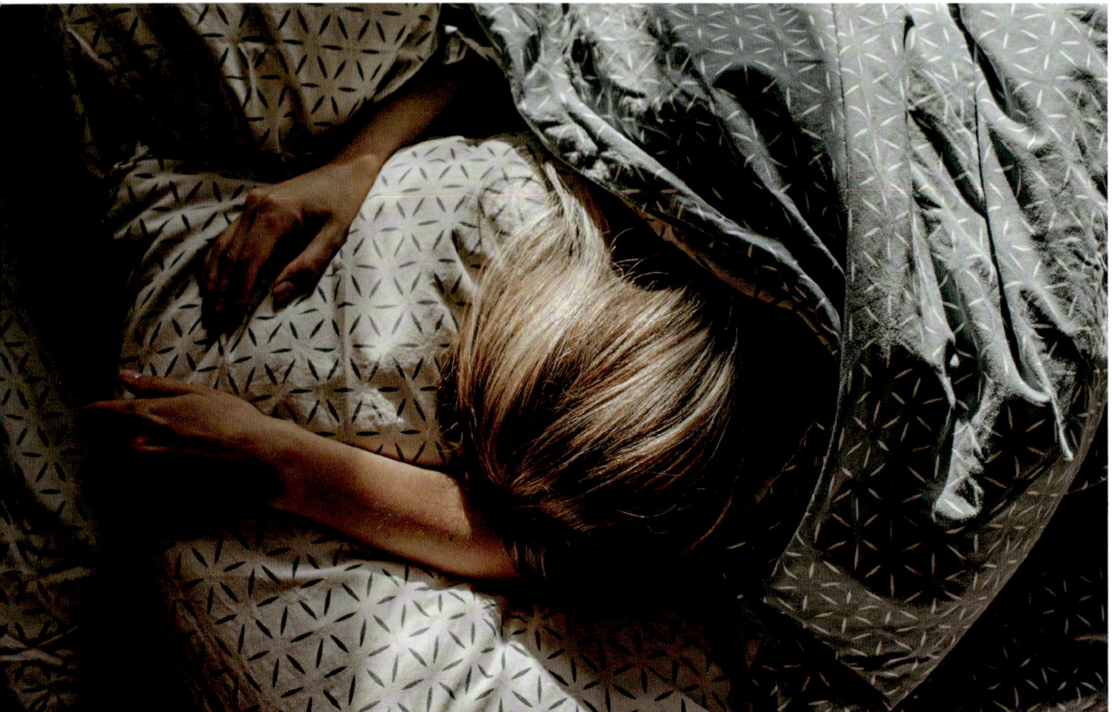

das Detoxen leichter und der Körper kann sich besser regenerieren. Außerdem begünstigt Stress die Bildung von Säuren im Körper – und das soll ja in dieser Zeit vermieden werden.
Es ist natürlich sehr individuell verschieden, was Entspannung bringt. Warme Fußbäder, kleine Spaziergänge, Gartenarbeit, wohltuende Massagen, duftendes Räucherwerk oder kreative Momente – es gibt viele Möglichkeiten! Überlege dir vor der Detox-Zeit, was dir besonders guttut. Bei Schlafproblemen und zur Unterstützung der Leber hat sich beispielsweise ein Leberwickel bewährt.

Mein Tipp

Plane täglich mindestens 30 Minuten Entspannung ein.

Einfacher Leberwickel

Befülle eine Wärmflasche zur Hälfte mit heißem Wasser, presse die Luft heraus und schraube sie zu. Lege nun die Wärmflasche auf die Leber – sie befindet sich rechts unter den Rippen –, und ab ins Bett! Damit die Wärme schön am Körper bleibt, kannst du dich zusätzlich mit einem Wolltuch einwickeln. Ruhe nun 30 Minuten. Du kannst die Wirkung verstärken, indem du Lavendelöl sanft in der Lebergegend einmassierst. Dafür mischst du 10 Tropfen ätherisches Lavendelöl in 20 ml Olivenöl. Alternativ kannst du auch einen feucht-heißen Lappen auf der Haut über der Leber platzieren und dich mit der Wärmflasche für einen gemütlichen Nachmittag auf dem Sofa einkuscheln.

SO LANGE SOLLTE DEINE DETOX-KUR DAUERN

Ein Zeitraum von 7 bis 21 Tagen ist für deine Detox-Kur ideal. Gehe es langsam an, wenn du so etwas noch nie gemacht hast. Zu Beginn habe ich Stress und Termindruck bei der Planung meiner Detox-Tage oft unterschätzt. Dabei erschweren sie die Umsetzung des Detox-Programms, und Frustration kann die Folge sein.
Probiere dein Detox-Programm also erst einmal an einem freien Wochenende aus.
Wie lange deine Kur letztendlich dauern sollte, hängt davon ab, welche Ziele du dir steckst, ob du Vorerkrankungen hast, wie dein Stoffwechsel funktioniert und wie deine Lebensweise im Alltag aussieht. Wenn du Neuling bist, starte erst einmal mit einer kürzeren Kur, sammle erste Erfahrungen und lerne dich und deinen Körper besser kennen. Baue dann Schritt für Schritt dein Detox-Programm aus und lasse es zur wohltuenden Routine werden. Grundsätzlich kannst du mehrmals im Jahr und zu jeder Jahreszeit eine Detox-Kur durchführen. Dabei achte unbedingt auf die Signale deines Körpers und nutze die Zeit, um dich mit dir zu verbinden. Lasse dich dabei von den Jahreszeiten beschenken. Beobachte das Wetter, die Tiere, bereite dir unterstützende Tees aus Heilpflanzen deiner Umgebung zu und notiere deine Gedanken, Gefühle und Erlebnisse in einem Tagebuch. So wird Detoxen zu deiner persönlichen Kraftquelle – zu jeder Jahreszeit.
Detox tut gut – ist aber nicht für jeden geeignet. Bitte kläre vorher mit deinem Arzt bzw. mit deiner Ärztin, ob so ein Programm für dich geeignet ist. Hilfreich können auch die Hinweise im folgenden Kapitel »Motivation & dranbleiben« ab Seite 25 sein.

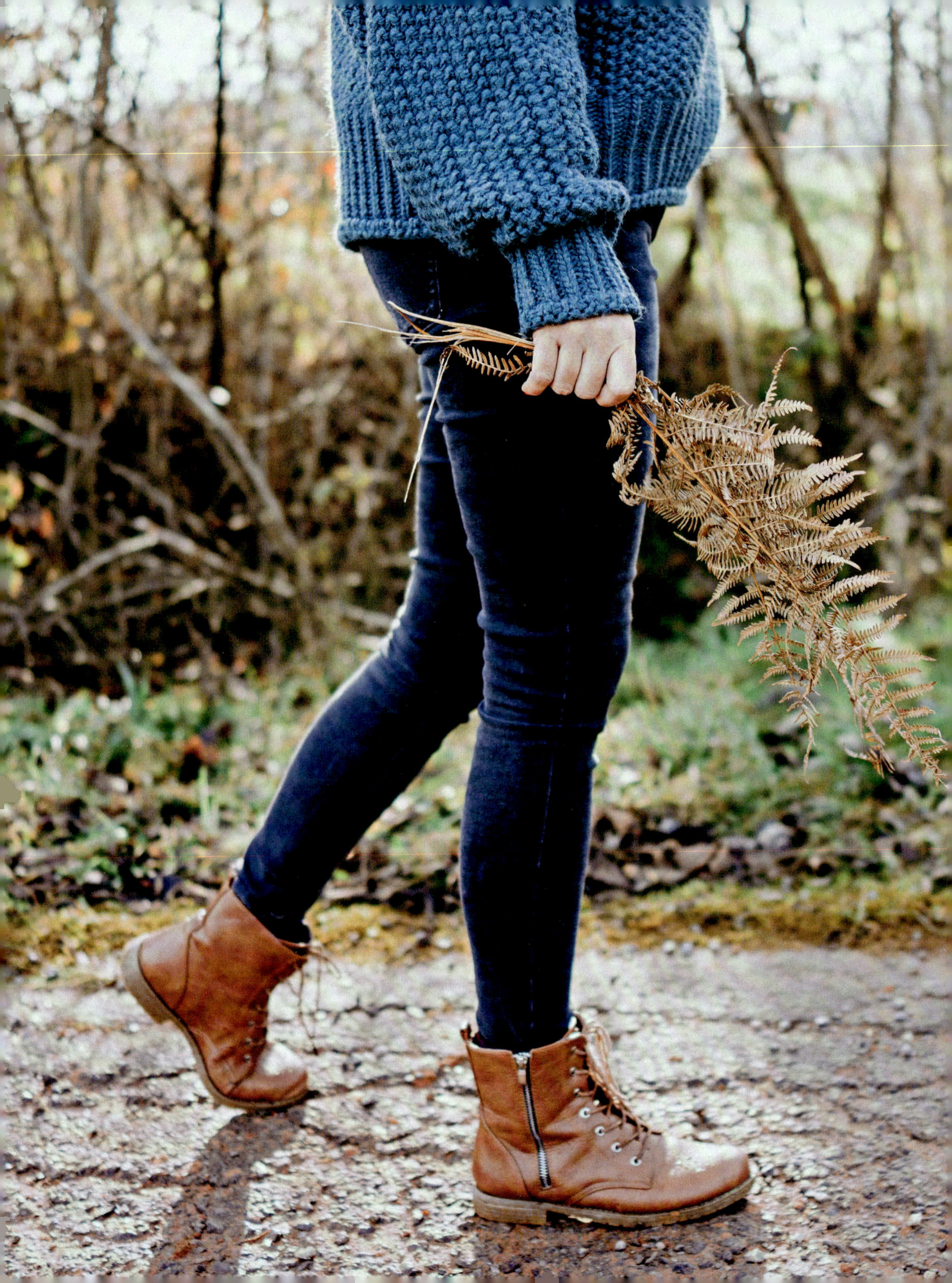

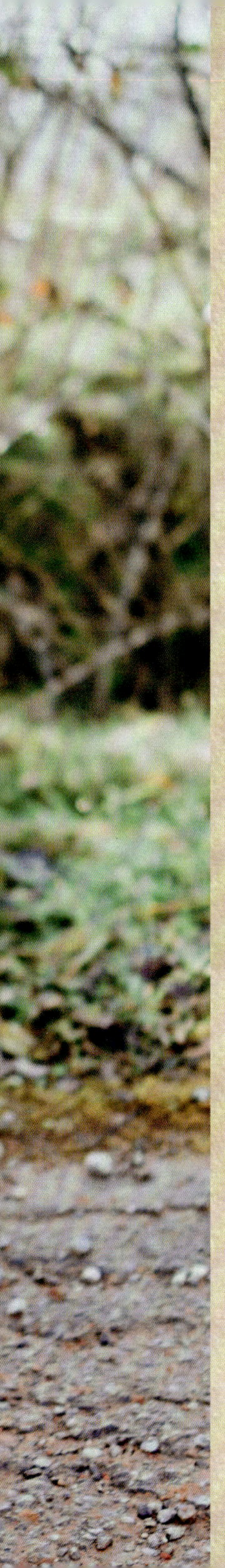

Motivation & Dranbleiben

Eine gute Vorbereitung erleichtert dir deine Detox-Zeit. Decke dich mit ausleitenden Tees, unterstützenden Heilkräutern und basischen Rezepten ein. Daneben ist es eine große Unterstützung, die eigenen Motive und Ziele für deine Detox-Kur zu kennen.

Dein Weg zum Ziel

MIT GUTER VORBEREITUNG WIRD ES GANZ LEICHT

Eine Detox-Kur durchzuführen kann zur Herausforderung werden. Darum ist es hilfreich, vorher zu überlegen, wo du stehst, was du erreichen möchtest und was dich während deiner Kur unterstützen kann.

Übernimm dich nicht mit deinen Zielen! Sonst ist Frustration vorprogrammiert. Wenn du noch nie eine Detox-Kur gemacht hast, probiere es erst einmal an einem Wochenende aus. Lege deine Detox-Tage unbedingt in eine Zeit mit weniger Terminen. Stress und Termindruck erschweren oft das Durchhalten und den Erfolg. Nutze die umfangreichen Tipps im Buch und lasse deine Detox-Tage zu deiner persönlichen Wohlfühlzeit für Körper, Geist und Seele werden.

ZEIT FÜR DICH

Eine Entgiftungskur ist eine ganz besondere Zeit für dich. Finde also einen Zeitraum in deinem Kalender, wo du möglichst wenige Termine hast und dich auf dich konzentrieren kannst. Integriere Pausen und Seelenfutter in deinen Detox-Alltag und lasse die einfachen Gemüsemahlzeiten zu einem Fest werden. In diesen Tagen geht es um dich, deine Gesundheit und dein Wohlbefinden. Lenke deine Aufmerksamkeit dabei nicht auf den Verzicht, sondern auf die vielen guten Dinge, die in dieser Zeit auf dich warten.

LEGE EINEN ZEITRAUM FEST

Wie viele Tage soll deine Detox-Kur dauern? Wenn du es zum ersten Mal ausprobieren möchtest, starte mit einem langen Wochenende. An freien Tagen hast du mehr Zeit für dein Detox-Programm und kannst diese für Entspannung, Sauna, Spaziergänge oder Dinge, die dir guttun, nutzen. Bist du schon geübt, kannst du auch einen längeren Zeitraum von 7 bis 21 Tagen einplanen. Ab wann du eine Wirkung oder Veränderung bemerkst, hängt natürlich von verschiedenen Komponenten ab. Solltest du an einer chronischen Erkrankung leiden, lasse dich von einem Arzt oder Heilpraktiker beraten.

DAS TIMING IST WICHTIG

Es gibt immer wieder Lebensphasen, die besonders stressig oder mit einer Fülle an unvermeidbaren Terminen und Verpflichtungen gefüllt sind. In der Regel ist es besser, so zu planen, dass während der Detox-Kur genügend Zeit für Ruhe und Entspannung zur Verfügung steht. Stress und Termindruck erschweren den Erfolg deiner Kur. Es ist dann oft schwierig, das geplante Programm auch durchzuführen. Der Wellness-Faktor geht verloren und es dreht sich nur noch um »Durchhalten«. Raum und Ruhe, um die Seele baumeln zu lassen, fehlen einfach. Entspannung trägt essenziell zum Detoxen bei, unterstützt die Entgiftung durch die Leber und die Regeneration des gesamten Körpers. Ich nutze dafür auch gerne mal ein Wochenende oder andere freie Tage.

MACHE ES DIR LEICHT

Plane deine Detox-Zeit. Suche dir leckere Rezepte raus, gehe frisches Gemüse einkaufen und besorge dir die richtigen Kräuter. Bereite dich gut vor und überlege, was dich in dieser Zeit wirklich unterstützt. Schreibe deine Erfahrungen und Erkenntnisse in ein Tagebuch. Das hilft, deine Gedanken zu fokussieren. Außerdem kannst du beim nächsten Mal nachlesen, was dir in schwierigen Momenten geholfen hat. Du kannst dir auch einen Detox-Partner suchen – gegenseitiger Austausch ist interessant, motiviert und kann unglaublich hilfreich sein.

FORMULIERE EIN ZIEL

Woran erkennst du den Erfolg deiner Detox-Tage? Diese Frage ist nicht immer leicht zu beantworten. Wenn du vor deinem Start ein Ziel formulierst, kannst du deinen Erfolg daran orientieren. Ein konkretes Ziel kann dir auch helfen, wenn du einmal einen schlechten Tag hast und Motivation brauchst.

Mein Tipp

Überlege dir, wie du dich nach deiner Detox-Kur fühlen möchtest, z. B. leicht, fröhlich, voller Lebensfreude, verwurzelt, entspannt. Finde ein Bild, eine Postkarte oder einen Ausschnitt aus einem Magazin, das dieses Gefühl für dich ausdrückt. Hänge dir dieses Bild gut sichtbar auf. So sprichst du dein Unterbewusstsein an und motivierst dich ganz einfach auf spielerische Weise.

Wenn du unsicher bist

- Lasse dich von einem fachkundigen Heilpraktiker oder Arzt beraten.
- Suche dir eine Gruppe, mit der du gemeinsam Detoxen kannst.
- Frage im Freundes- und Bekanntenkreis nach Erfahrungen mit Entgiftungskuren.

Diese Dinge können wohltuendes und unterstützendes Seelenfutter sein

- Kunst und Kultur berühren die Seele. Magst du Museen, Kunstaustellungen, Konzerte? Dann plane einen Besuch in deiner Detox-Zeit unbedingt mit ein!
- Natur tut gut! Egal ob mit einem Buch auf der Parkbank, beim ausgiebigen Waldbaden, bei entspannter Gartenarbeit oder einem Spaziergang – verbringe Zeit im Grünen und lasse die Seele baumeln.
- Morgen- und Abendroutinen strukturieren den Tag und geben der Seele Halt. Dabei kann deine Routine ganz einfach und kurz sein. Es reichen schon fünf bis zehn Minuten. Täglich ausgeführt, kann sie eine positive Wirkung entfalten und dir helfen, deinen Tag erfüllend zu erleben.
- Räucherwerk aus einheimischen duftenden Kräutern und verschiedenen Harzen können deine Morgen- und Abendroutine ergänzen. Düfte und Gerüche beeinflussen unsere Gefühle und unsere Stimmung.

Mein Tipp

In den Kapiteln zu den einzelnen Jahreszeiten findest du konkrete Anregungen für Naturerfahrungen, kleine Rituale, Meditationen oder Aktivitäten entsprechend der Jahreszeit.

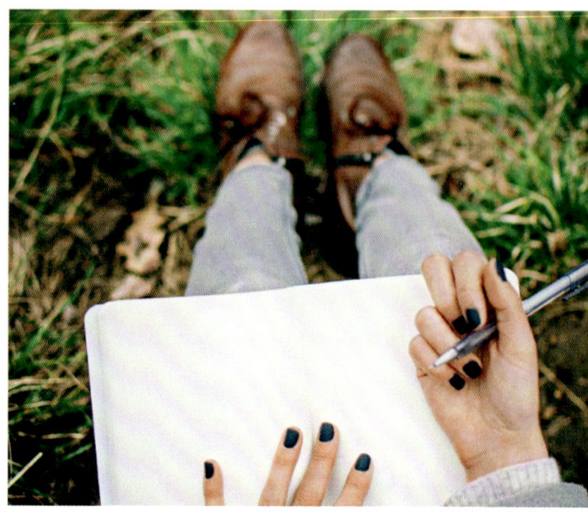

Bereite deine Detox-Woche gut vor. So wird die Durchführung ganz einfach.

WAS SEELENFUTTER ALLES KANN

Damit sich deine Detox-Tage in eine tiefgreifende Zeit des Loslassens auf allen Ebenen entwickeln, sollten Körper, Geist und Seele miteinbezogen werden. Als Seelenfutter bezeichne ich gerne Dinge und Aktivitäten, die dein Herz vor Freude hüpfen lassen. Sie ergänzen die Detox-Tage sinnvoll zu einem ganzheitlichen Programm.

Vorschlag für eine kleine Morgenroutine

Starte in den Tag mit einer Bürstenmassage oder Gymnastik, um den Körper zu aktivieren. Mache es dir mit einem Tee gemütlich. Ich mag auch eine Kerze und etwas Räucherwerk, um den Moment zu unterstützen. Nimm dir nun fünf Minuten Zeit. Überlege, was dir heute wichtig ist. Was macht dich glücklich? Was tut dir gut? Wann nimmst du dir heute dafür Zeit? Schreibe deine Gedanken dazu in ein kleines Notizheft.

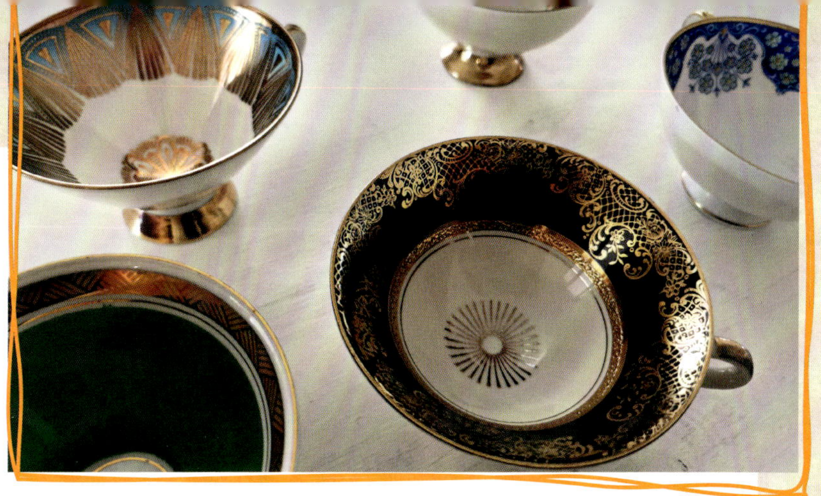

Detox ist wunderbar – aber nicht immer geeignet

Eine Detox-Kur kann, regelmäßig und achtsam durchgeführt, zu einem wichtigen Teil der Gesundheitsvorsorge werden und zum Wohlbefinden beitragen. Manchmal ist jedoch fachkundiger Rat oder Unterstützung durch Arzt oder Heilpraktiker sinnvoll.

Schwere und chronische Erkrankungen

Es gibt eine Vielzahl an chronischen Erkrankungen wie z. B. Asthma oder Rheuma, bei denen Entgiftungskuren empfohlen werden. Die Reaktion des Körpers auf solche Kuren kann sehr verschieden sein und es kommt in manchen Fällen auch zu Erstverschlimmerungen. Hast du eine Vorerkrankung? Dann lass dich bei deiner Detox-Kur ärztlich begleiten.

Schwäche und Entkräftung

Ist dein Körper durch Infektionen, Stress oder andere Umstände stark geschwächt, ist eine Entgiftungskur nicht immer empfehlenswert. Hier sollte der Fokus erst einmal auf die Erholung und die Kräftigung des Körpers gelegt werden. Ansonsten kann es durch Detoxen zu einer Verschlimmerung des Zustandes kommen. Bei diesen Anzeichen heißt es erstmal erholen und stärken, bevor es mit einer Detox-Kur losgehen kann:

- Entkräftung nach langer Krankheit und Infektionen
- nach anstrengenden und fordernden Lebensphasen
- Untergewicht

Weitere Symptome wie Schlaflosigkeit, chronische Müdigkeit und Infektanfälligkeit können verschiedene Ursachen haben. Sie können aber auch auf Entkräftung hinweisen.

Schwangerschaft und Stillzeit

Schwangeren oder stillenden Frauen wird vom Entgiften abgeraten. Denn die Vielzahl an mobilisierten Stoffen könnten der Entwicklung des Kindes schaden. Detoxen eignet sich hervorragend zur Vorbereitung einer Schwangerschaft und kann ebenso nach dem Ende der Stillzeit wieder durchgeführt werden.

Räucherwerk

Duftendes Räucherwerk verwandelt den Alltag in besondere Momente. Ob auf Kohle, mit einem Stövchen, als Räucherpraline, im Räuchermännchen oder als Räucherstäbchen – es gibt viele verschiedenen Möglichkeiten, das eigene zu Hause mit wohligem Kräuterduft zu erfüllen und die Nase zu beglücken.

Es ist gar nicht so schwer, eigene Duftmischungen aus getrockneten Kräutern, Wurzeln, Früchten und Harzen zuzubereiten. Ich stelle verschiedene Duftmischungen zu den einzelnen Jahreszeiten und für besondere Anlässe her. Am liebsten starte ich meinen Tag mit einer reinigenden Räucherung und schaffe so einen besinnlichen Rahmen während der Detox-Tage oder einfach im Alltag.

Räuchern – so geht's

Um die vorgeschlagenen Kräutermischungen zu räuchern, benutzt du am besten ein Räucherstövchen. Damit entsteht kaum Rauch, aber der feine Duft der Kräuter kann sich entfalten. Alternativ kann auch ein Teesieb aus Metall verwendet werden, das über eine Kerze gehängt wird. Wichtig dabei ist, dass die Kerze genug Luft bekommt und dass der Abstand zwischen Kerze und Räucherwerk stimmt – Harze und feste Pflanzenteile vertragen mehr Hitze, benötigen also einen geringeren Abstand als zarte Blüten. Ist der Abstand zu klein, wird das Räucherwerk zu heiß und verkohlt mit viel Rauch. Ist der Abstand zu groß, entwickelt sich kaum Duft. Probiere dafür Teelichtgläser in verschiedenen Größen aus. Räuchern auf Kohle ist auch möglich. Dabei entsteht sehr viel Rauch, ich nutze diese Technik darum gerne draußen unter freiem Himmel oder bei Hausräucherungen.
Mörsere die getrockneten Kräuter und Harze und bewahre sie anschließend luftdicht verschlossen auf. So sind sie sehr lange haltbar. Für eine Anwendung streue deine Kräutermischung in das Sieb und entzünde die Kerze. Nach kurzer Zeit entfalten sich die Aromen der Kräuter und Harze.

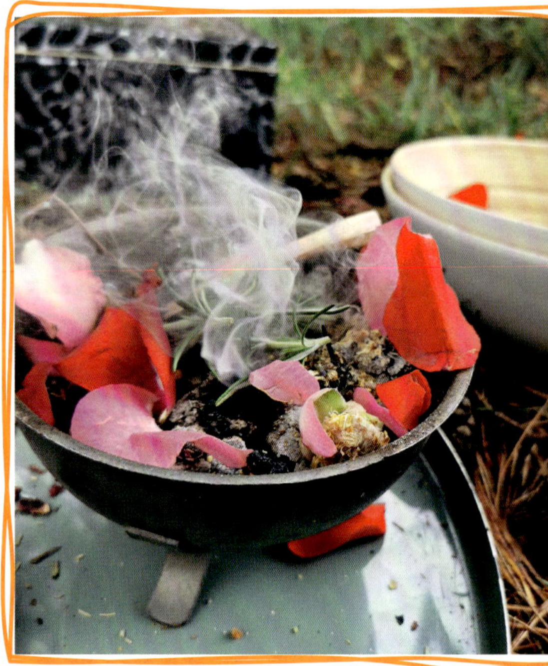

Räucherwerk-Rezepte für die Jahreszeiten

Frühling – fühl dich leicht und frei

Diese Kräutermischung eignet sich für Räucherungen im Frühling. Sie weckt die Lebenskräfte, die Lust auf das Leben und die Liebe und gibt Mut für den Start in das neue Jahr.

Zutaten

- 1 Teil Cistrose // Leichtigkeit
- 1 Teil Moschussamen // wärmend und aphrodisierend
- 1 Teil Rose // Hingabe, öffnet das Herz
- 1 Teil Rosmarin // gute Laune
- 1 Teil Myrrhe // rundet die Mischung ab

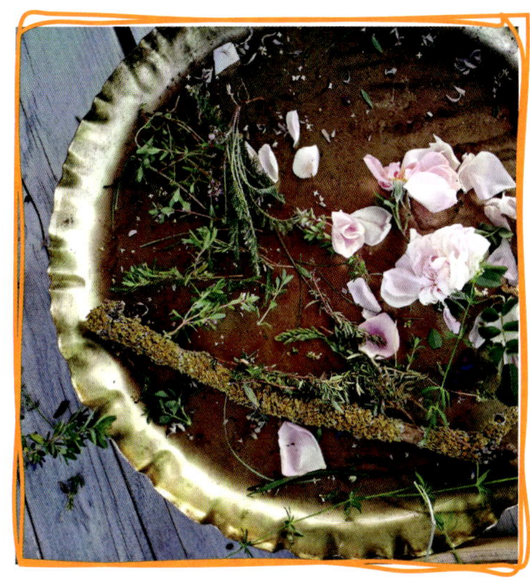

Sommer – tanze mit der Lebensfreude

Dieses Räucherwerk steckt voller Lebensfreude und stärkt die Intuition. Beim Sternezählen vertreibt es die Mücken und es kann jeden Sommermoment verzaubern!

Zutaten

- 1 EL Lavendel // klare Gedanken
- 1 EL Schafgarbe // stärkt die Intuition
- 1 EL Orangenschalen // duften einfach grandios, stimmungsaufhellend
- 1 EL Weihrauch // wärmt und entspannt die Seele, stimmungsaufhellend, rundet die Mischung ab

Herbst – danke der Fülle

Farbenfroh verabschiedet sich im Herbst das Licht. Diese Räuchermischung unterstützt den Übergang von der bunten Fülle in die grauen Novemberwochen. Dieser Übergang fällt leichter, wenn wir Dankbarkeit im Herzen tragen.

Zutaten

- 1 Teil Weihrauch // wärmt und entspannt die Seele, stimmungsaufhellend
- 1 Teil Myrrhe // zentrierend, löst Aufregung, entschleunigt
- ½ Teil Minze // klärend
- ½ Tonkabohne // wärmend, erdend

Winter – sei ganz bei dir

Wenn die Natur in den kalten Winterwochen ruht, schenkt dieses Räucherwerk die Kraft, in den Spiegel unserer Seele zu schauen und das Jahr zu reflektieren.

Zutaten

- 1 Teil Styrax // schenkt Sorglosigkeit und fördert die Intuition
- 1 Teil Salbei // neutralisiert und reinigt den Raum und die Seele
- ⅓ Teil Campher // durchdringend, öffnet die Sinne

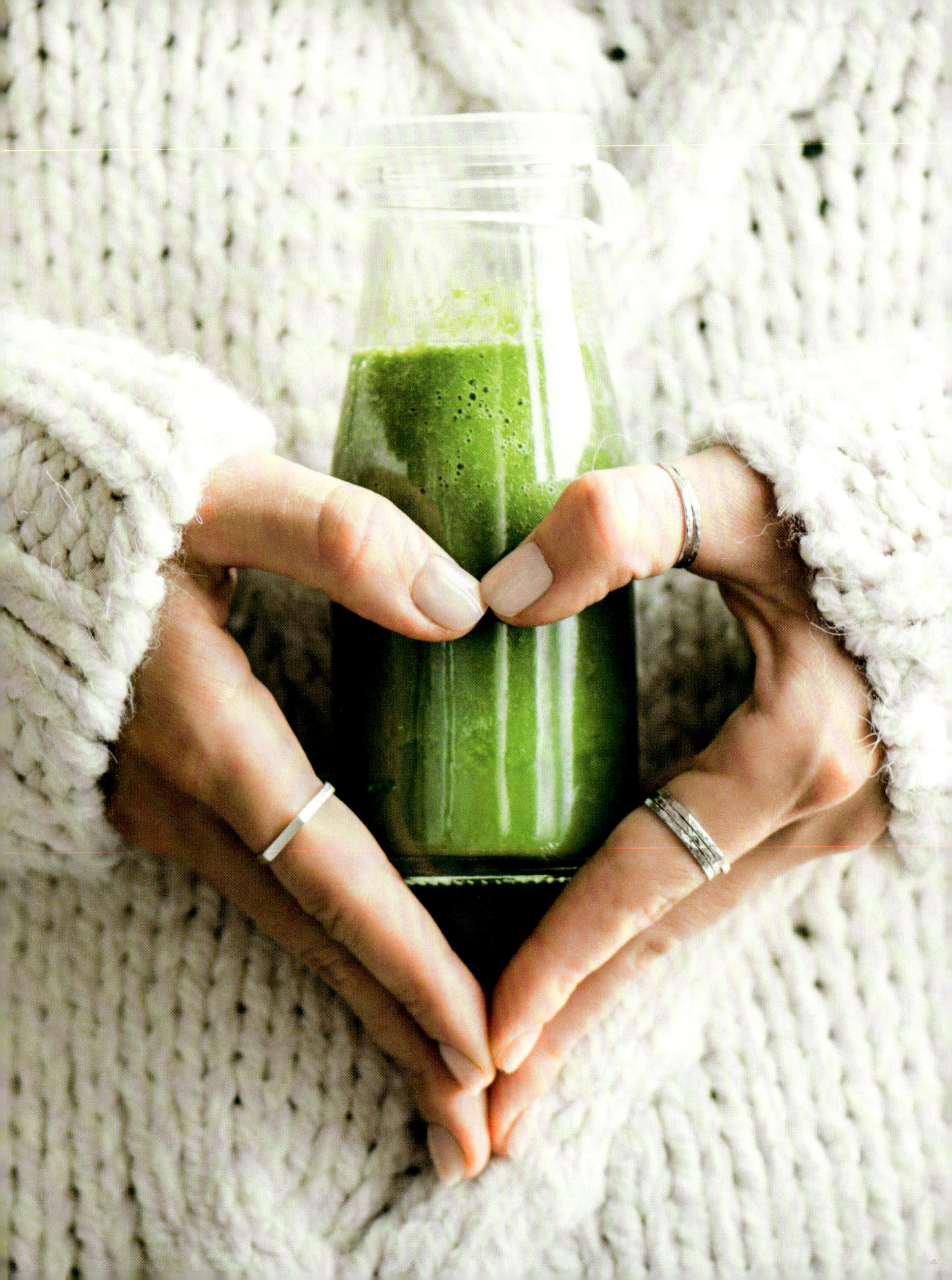

Unsere Entgiftungsorgane

Leber, Nieren, Haut, Lunge und Darm sind unsere wichtigsten Entgiftungsorgane. Während der Detox-Kur schenken wir ihnen besondere Beachtung und unterstützen sie bei ihrer Arbeit mit geeigneten Tees, entsprechender Ernährung und Wickeln, denn das trägt maßgeblich zum Erfolg der Kur bei.

Bring alles in Bewegung

DENN BEWEGUNG IST LEBENDIGKEIT

Unsere Entgiftungsorgane spielen beim Detoxen eine große Rolle. Sie sind die Türen, durch die die überflüssigen Stoffwechselprodukte unseren Körper verlassen. Leber, Niere, Darm, Haut und Lunge können wir während der Detox-Tage durch viele verschiedene Maßnahmen wie Kräutertees, Wickel, gezielte Ernährung, Bürsten oder Massagen liebevoll unterstützen.

Werden die mobilisierten Schlacken während der Detox-Kur nicht genügend in Bewegung gebracht und ausgeschieden, kann es zu verschiedenen Symptomen wie Erschöpfungszustände und Schwindel oder auch Kopfschmerzen und Gelenkschmerzen kommen. Treten solche Symptome auf, sollte die Ausscheidung und Ausleitung unbedingt gefördert werden.

Viele einfache Tipps und geeignete Maßnahmen für einen liebevollen Umgang mit unseren wichtigen Entgiftungsorganen Leber, Darm, Lunge, Haut und Nieren findest du in den kommenden Abschnitten. So beugst du Beschwerden beim Entgiften ganz einfach selbst vor.

DIE LEBER – UMWANDELN UND ENTGIFTEN

Die Leber ist eines unserer wichtigsten Stoffwechselorgane. Zu finden ist sie im rechten Oberbauch unter den Rippen, wobei einer der drei Leberlappen bis in den linken Oberbauch ragen kann. Ihre Funktionen sind eng mit denen der Gallenblase, der Bauchspeicheldrüse und des Darms verknüpft. Darum werden diese vier Verdauungsorgane in der Naturheilkunde oft zusammen behandelt. Die Unterstützung eines Organs wirkt sich oft positiv auf die anderen Organe des Verdauungstraktes aus.

Das Spannende bei der Leber ist die Blutversorgung. Nur ein Viertel des Blutes dient der

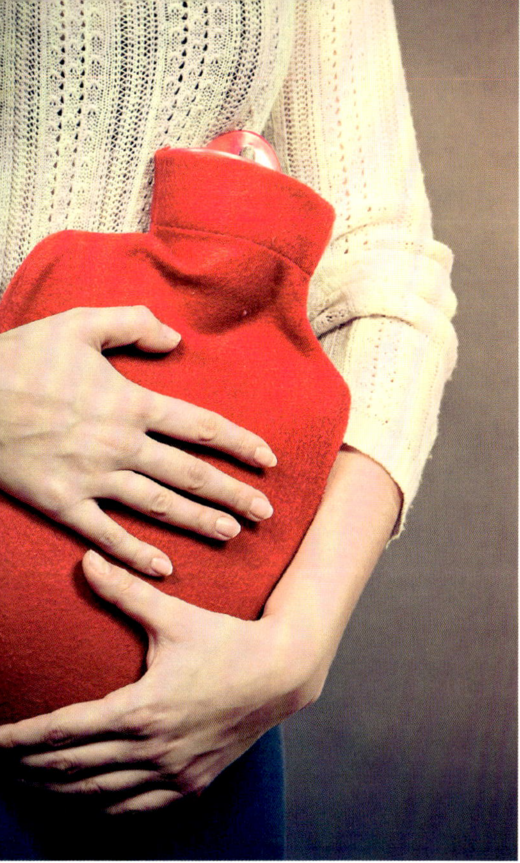

Wärme tut der Leber gut und fördert aktiv ihre Durchblutung und ihre Entgiftungsarbeit.

eigenen Versorgung. Der Rest gelangt, zusammen mit Abbauprodukten anderer Organe sowie Hormonen, durch die Pfortader in die Leber. Die Leber organisiert all diese Stoffe, baut ab und auf und sortiert den Abfall aus, der ausgeschieden werden soll.
Fettlösliche Stoffe werden über die Gallenblase und den Darm aus dem Körper transportiert. Wasserlösliche Abfallprodukte werden nochmals in das Blut abgegeben, um dann über die Nieren ausgeschieden zu werden.
Zusammen mit der Gallenblase und der Bauchspeicheldrüse beeinflusst die Leber maßgeblich unseren Stuhlgang. Die Leber kann durch Infektionen, falsche Ernährung, Alkohol und Medikamente geschädigt werden. Als zentrales Stoffwechselorgan wird sie in die naturheilkundliche Behandlung vieler Krankheitsbilder, die auf den ersten Blick nichts mit der Leber zu tun haben, miteinbezogen. Weil die Leber keine Schmerzrezeptoren hat und dadurch nicht wehtut, bemerken wir oft nicht oder erst sehr spät, wenn dieses wichtige Organ krank ist. Dabei ist die Leber bei vielen Stoffwechselprozessen im Körper beteiligt und kann für eine Vielzahl von Symptomen verantwortlich sein.
Den Schmerz drückt die Leber über die Müdigkeit aus, sagt die Naturheilkunde. Wenn die Leber überlastet ist, fühlen wir uns also schläfrig und schlapp. Juckende Haut, Probleme mit der Fettverdauung, Kopfschmerzen, Stimmungsschwankungen und PMS, Veränderungen im Blutbild und eine helle Stuhlfarbe können von der Leber verursacht werden. Der bekannte Gelbstich in Haut und Augen entsteht in der Regel erst bei fortgeschrittener Leberschädigung oder bei einem akuten Stau der Gallenflüssigkeit. Es ist ein sehr ernst zu-

Was die Leber kann

- Alkohol, Medikamente und giftige Endprodukte aus unserem eigenen Stoffwechsel, wie zum Beispiel Ammoniak, abbauen
- Blutgerinnungsfaktoren herstellen
- Eisen und fettlösliche Vitamine (A, D, E, K) speichern
- Gallenflüssigkeit bilden
- Stoffwechsel von Fett, Eiweiß, Kohlenhydraten organisieren
- Einfluss auf den Hormonhaushalt ausüben

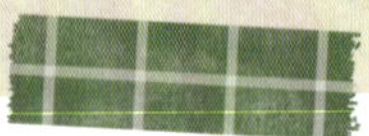

5 Tipps - So kannst du deine LEBER während des Detox-Programms unterstützen

- **Liegen und Entspannen** erleichtern die Arbeit der Leber. Leberwickel mit Lavendel, Schafgarbe oder Heublumen eignen sich besonders zur Leberpflege.
- **Wärme**: Die Leber ist sehr stoffwechselaktiv. Das spiegelt sich auch in der Temperatur wider – Blut, das aus der Leber in den Körper abfließt, ist bis zu 40 °C warm und damit deutlich wärmer als der Rest des Körpers. Ein warmer Leberwickel fördert aktiv die Durchblutung und Entgiftungsarbeit der Leber.
- **Bitterstoffe** aus Wildkräutern entkrampfen die Leber und lassen die Gallenflüssigkeit besser abfließen. Darum sind sie ein wichtiger Bestandteil jeder Leber-Kur.
- **Senföle** haben ebenso einen aktivierenden Effekt auf alle Verdauungsorgane und die Leber. Sie sind in Radieschen, Rettich, Zwiebeln, Knoblauch, Bärlauch oder Schnittlauch enthalten und sollten roh gegessen werden.
- **Ernährung** hat einen großen Einfluss auf unsere Leber. Alles, was wir essen, muss die Leber abbauen! Folgende (Nahrungs-) Mittel belasten die Leber besonders: Frittiertes, Fette und Öle mit einem hohen Gehalt an gesättigten Fettsäuren, Alkohol, Medikamente. Bei einer Leber-Diät werden zusätzlich der Verzicht auf tierisches Eiweiß (Fleisch, Wurst- und Milchprodukte) und Zucker sowie vierstündige Pausen zwischen den Mahlzeiten empfohlen.

nehmendes Symptom und sollte unbedingt ärztlich abgeklärt werden.

Die Leber während der Detox-Kur

Bei Entgiftungskuren ist die Leber besonders gefragt. Viele Giftstoffe werden nun zusätzlich aus dem Gewebe mobilisiert, müssen abgebaut und ausgeschieden werden. Darum schenke deiner Leber während der Detox-Kur besondere Aufmerksamkeit. Beim Detoxen ist es wichtig, die Durchblutung der Leber und den Abfluss der Gallenflüssigkeit in den Darm zu fördern. Dafür sind feucht-warme Leberwickel, das Essen von bitteren Wildkräutern und das Trinken von Kräutertees, je nach Jahreszeit aus Löwenzahn, Schafgarbe oder Angelikawurzel, sehr gut geeignet. Der Verzicht auf Alkohol, schwer verdauliche Fette sowie tierische Eiweiße und Zucker entlastet deine Leber nachhaltig und schenkt dir ein leichtes Körpergefühl, strahlende Haut und mehr Energie.

DER DARM – AUSSORTIEREN UND LOSLASSEN

Der Darm wird in Dünndarm und Dickdarm unterteilt und ist beim erwachsenen Menschen zwischen 5,5 bis 7,4 Meter lang. Der komplette Darm ist mit Schleimhaut ausgekleidet. Allein die Bakterien der Darmflora wiegen beeindruckende 1 bis 2 Kilogramm. Welche Bakterien sich hier ansiedeln, ist sehr verschieden und abhängig von den täglich aufgenommenen Nahrungsmitteln, der Lebensweise und einer intakten Sekretion der Verdauungsdrüsen in Mund und Magen und davon, ob Leber und Bauchspeicheldrüse gesund sind und ihre Aufgaben erfüllen können. Der Dünndarm hat eine besonders große Oberfläche, die sich unter anderem aus 4 Millionen Darmzotten zusammensetzt. Ständig in Bewegung, saugen sie aus dem Speisebrei für den Körper wichtige Moleküle auf. Pro Tag schütten die Verdauungsorgane im Durchschnitt etwa 7 Liter Verdauungssäfte in Form von Speichel, Magensäure und den Verdauungssäften aus der Bauchspeicheldrüse und der Leber aus. Diese nimmt der Dünndarm ebenfalls auf.

Die Dickdarmschleimhaut ist nicht wie beim Dünndarm mit Zotten vergrößert. Der Dickdarm erfüllt auch völlig andere Aufgaben als der Dünndarm. Ist der Speisebrei hier angekommen, geht es vor allem darum, für den Körper wichtige Elektrolyte und Wasser wieder aufzunehmen.

Was der Darm kann

- Aufnahme von für uns wichtigen Stoffen aus dem Speisebrei
- Abtransport des Speisebreis in ungefähr 30 Stunden über 7 Meter aus dem Körper
- Der Ort, an dem wichtige Vorgänge zur Bildung und Aktivierung des Immunsystems stattfinden

Der komplette Darm ist mit vielen Muskeln ausgestattet und kann mit wellenförmigen Kontraktions- und Entspannungsbewegungen (Peristaltik) den verwerteten Speisebrei wieder aus dem Körper transportieren.

Unsere Darmflora besteht aus vielen verschiedenen Bakterien, die symbiotisch mit uns und von unserem Speisebrei leben. Als Gegenleistung recyceln sie für uns Hormone, bilden eine Barriere für krankmachende Keime, produzieren Vitamine (B_6, B_{12}, Folsäure und Biotin) und aktivieren das Immunsystem im Darm. Ist die Darmflora gestört, kann dies zu vielen chronischen Erkrankungen, Allergien, Nahrungsmittelunverträglichkeiten oder Verdauungsbeschwerden führen.

Unsere Verdauung ist ein filigranes Zusammenspiel von vielen kleinen Mechanismen, die gut ineinander verzahnt sind. Die Grundvoraussetzung für einen gesunden Darm ist eine gesunde Lebensweise: abwechslungsreiche maßvolle Ernährung, Entspannung und sinnvolle Tages- und Lebensrhythmen. Ganz wichtig sind auch Ruhe und Entspannung beim Essen, damit alle Verdauungssäfte fließen können und die Nahrung komplett verdaut werden kann. Ruhige, bewusste Nahrungsaufnahme stärkt die gesunde Darmflora. Antibiotika können Leben retten. Da sie aber die Darmflora massiv schädigen, sollte sie nach jeder Antibiotika-Behandlung gezielt mit einer Detox-Kur und entsprechender Ernährung wieder aufgebaut werden.

Kommt es langfristig zu Störungen im Darm und in der Verdauung, können Blähungen, Durchfälle, Verstopfung, Bauchschmerzen, Nahrungsunverträglichkeiten, Müdigkeit, Allergien, Immunschwäche, rheumatische Erkrankungen und andere Beschwerden entstehen. Eng verzahnt mit dem Immunsystem,

5 Tipps – So kannst du deinen DARM während des Detox-Programms unterstützen

- **Das Trinken von einem Glas heißem Wasser** am Morgen und auf nüchternen Magen aktiviert die Verdauungsorgane.
- **Das Abführen** mit sanften Mitteln wie eingeweichten Leinsamen, Flohsamen oder Sauerkrautsaft ist hilfreich. So verbleibt der Stuhl nicht zu lange im Darm. Ansonsten besteht die Möglichkeit, dass die mobilisierten Schlacken erneut über die Darmschleimhaut in den Körper aufgenommen werden.
- **Tägliches Essen von milchsauer vergorenen Nahrungsmitteln** fördert den Aufbau der gesunden Darmflora. Zu diesen Nahrungsmitteln zählen Kimchi, Sauerkraut, Kanne Brottrunk, Kombucha, Kefir und alles, was fermentiert ist. Falls du die Lebensmittel nicht selbst herstellst, achte beim Einkauf darauf, dass sie nicht pasteurisiert sind, denn dann sind die lebenden Hefe- und Bakterienkulturen nicht mehr enthalten.
- **Entspanntes Essen** ist eine grundlegende Voraussetzung, damit die Verdauungssäfte gut fließen können. Sind wir beim Essen gestresst, werden die empfindlichen Verdauungsvorgänge gestört und die Darmflora langfristig geschädigt.
- **Bitterstoffe** aus Wildkräutern und Heilpflanzen aktivieren vor dem Essen den Parasympathikus, den Teil des vegetativen Nervensystems, der für Entspannung und Verdauung verantwortlich ist. Dafür geeignet ist alles, was bitter schmeckt: herbe (Wildkräuter-)Salate mit Löwenzahn, Chicorée und Radicchio oder auch Tees mit bitteren Pflanzen wie Schafgarbe, Angelikawurzel, Birke oder Enzian. Achtung: Bitterstoffe sollten sanft dosiert werden, weil sie Übelkeit hervorrufen können.

sind Darm und Verdauung der Dreh- und Angelpunkt für unsere Gesundheit und bedürfen einer bewussten Lebensweise. Unsere Verdauung ist auch eng mit unseren Gefühlen verbunden. Anspannung und Angst können uns auf den Darm schlagen und Durchfälle oder Verstopfung verursachen. Verliebte haben Schmetterlinge im Bauch, Frust frisst man buchstäblich in sich hinein. Wann hast du das letzte Mal ein aufgeregtes Kribbeln im Bauch gespürt? Ist das bei dir eher mit Freude oder mit Stress verbunden?

Der Darm während der Detox-Kur

Der Darm rückt auch bei Detox-Kuren in den Fokus. Über den Darm und Stuhlgang werden viele aus dem Gewebe gelöste und zur Ausscheidung vorbereitete Giftstoffe abgesondert. Um diesen Prozess zu unterstützen, ist es ratsam, die Giftstoffe im Darm vorab zu binden. Hilfreich ist hier Heilerde, die in Wasser gelöst getrunken wird. Zusätzlich solltest du anschließend die Ausleitung über den Darm sanft mit Hilfe von eingeweichten Leinsamen oder Flohsamen und ausreichend getrunkenem Wasser unterstützen. Dafür reicht schon 1 Teelöffel Lein- oder Flohsamen aus, die mit 1 bis 2 Gläsern Wasser eingenommen werden. Im Ayurveda wird empfohlen, am Morgen ein Glas mit heißem Wasser zu trinken, um den Stuhlgang zu fördern und die Verdauungsorgane zu aktivieren. Alternativen sind Sauerkrautsaft und Pflaumensaft. Diese sanften Abführmittel helfen deinem Darm, Giftstoffe auszuscheiden, können jedoch bei jedem Menschen unterschiedlich starke Effekte erzielen.

DIE LUNGE – EINFACH MAL DURCHATMEN!

Ein Erwachsener atmet täglich bis zu 20 000-mal. Die Atemfrequenz verändert sich im Laufe unseres Lebens. Kinder atmen viel häufiger. Über die Nase, den Mund und über den Bronchialbaum gelangt die Atemluft in die Lungen. Die Lungenflügel verästeln sich bis in feinste Strukturen, die sogenannten Lungenbläschen. Sie dienen der Vergrößerung der Austauschfläche und nehmen lebensnotwendigen Sauerstoff aus der Luft auf, der dann mit dem Blut zu den einzelnen Zellen des gesamten Körpers transportiert wird. Ein Lungenbläschen hat einen Durchmesser von 0,2 mm – die Summe aller Lungenbläschen ergibt insgesamt eine Lungenoberfläche von der Größe eines Tennisplatzes!

Nur ein Fünftel unserer Atemluft ist tatsächlich Sauerstoff. Der Rest ist hauptsächlich Stickstoff, aber auch Staub und Krankheitskeime nehmen wir mit der Atemluft auf. Dafür ist unsere Lunge gewappnet: Sie ist mit einer schützenden Schleimhaut und Flimmerhärchen ausgestattet, die Staub und Keime wieder aus dem Körper befördern.

Was die Lunge kann

- Austausch von Sauerstoff und Kohlendioxid als Grundlage der Energiegewinnung in unserem Körper
- Abtransport von Keimen mit Hilfe von Flimmerhärchen und Schleim
- Automatische Anpassung der Atemfrequenz an die Körperbelastung
- Lebensnotwendige Atmung gewährleisten. Der aktuelle Weltrekord im Luftanhalten des französischen Apnoetauchers Stephane Mifsud (08. Juni 2009) liegt übrigens bei 11 Minuten 35 Sekunden.

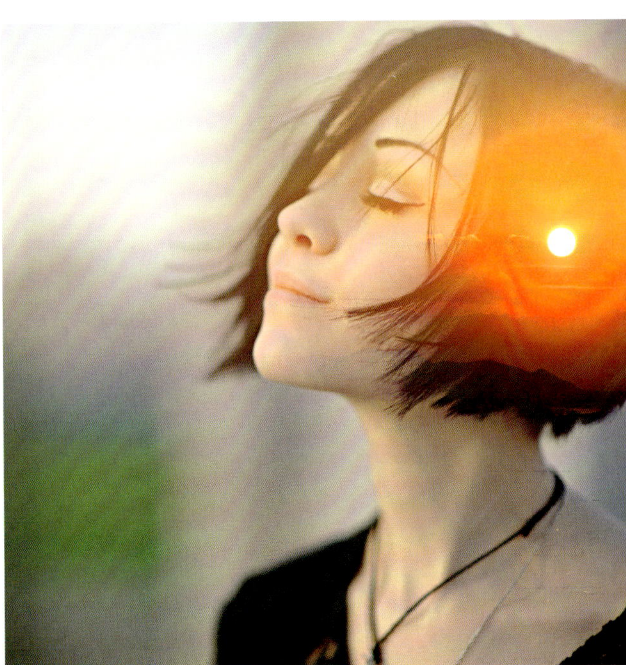

Nimm dir regelmäßig Zeit für entspannende Atemübungen.

5 Tipps – So kannst du deine LUNGE während des Detox-Programms unterstützen

- **Atemübungen** können die Atmung aktivieren. Stress und Bewegungsmangel führen oft dazu, dass unsere Atmung sehr flach wird. Atemübungen machen wach, können entspannen und sind es auf jeden Fall wert, einmal ausprobiert zu werden! Nimm dir einmal Zeit für bewusste tiefe Atemzüge bei deinem nächsten Spaziergang. Weitere Anregungen gibt es zum Beispiel beim Yoga und in diesem Buch (s. S. 21 u. 22).
- **Auch Kneipp-Güsse am Oberkörper** zielen auf eine vertiefende Wirkung bei der Atmung.
- **Senföle** aus frischen Radieschen, Meerrettich, Zwiebeln oder Kapuzinerkresse werden über die Lunge abgeatmet. Sie verflüssigen den Schleim, wirken antibakteriell und können die Schleimhaut der Atmungsorgane aktiv unterstützen.
- **Ausreichend trinken** ist besonders wichtig, um die Schleimhäute zu befeuchten und sie so bei ihrer Arbeit zu unterstützen.
- **Rauchen vermeiden**

Sauerstoff benötigen wir für alle Stoffwechselorgane im Körper, insbesondere, um die Energie nutzbar zu machen, die wir aus der Nahrung in Form von Kohlenhydraten, Eiweißen und Fetten aufnehmen. Mit Hilfe des eingeatmeten Sauerstoffs wird diese Energie in der Zellatmung für jede einzelne Zelle zur Verfügung gestellt. Das dabei entstehende Abfallprodukt Kohlendioxid wird über das Blut zur Lunge transportiert und wieder ausgeatmet.

Dass Rauchen die Lunge schädigt, ist bekannt. Aber auch Feinstaub, Staub oder chronische Lungen- und Herzerkrankungen können dazu führen, dass die Lunge ihre Elastizität verliert. Die Schleimhaut und die normalerweise sehr aktiven Flimmerhärchen verlieren ihre Funktionalität und transportie-

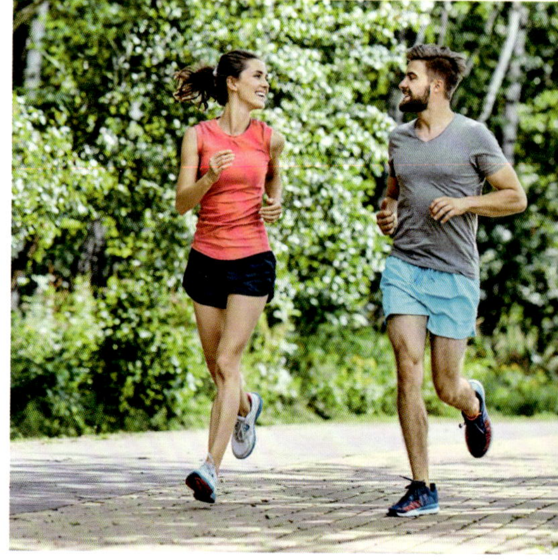

Regelmäßige Bewegung an der frischen Luft bringt den Kreislauf in Schwung.

ren dann die Keime und den Staub nicht ausreichend ab. Es kann passieren, dass sich die Oberfläche der Lunge stark verringert. Atemnot bei Bewegung und Belastung können ebenso die Folge sein wie eine Neigung zu Bronchitis.
Erkrankungen der Atmungsorgane betreffen in der Regel auch die Schleimhäute. Zu viel oder zu wenig Schleim kann zu Husten und Schmerzen im Bereich von Rachen, Bronchien und Lunge führen. Bei Allergien können die Atmungsorgane unangenehm stark betroffen sein. Kann der Gasaustausch in der Lunge durch zum Beispiel eine Schlaf-Apnoe (Atemaussetzer im Schlaf) oder durch Veränderungen in den Lungenbläschen nicht ausreichend stattfinden, kommt es typischerweise zu Konzentrationsstörungen und Müdigkeit.

Die Lunge während der Detox-Kur

Der Zellstoffwechsel spielt während der Detox-Kur eine wichtige Rolle. Hier soll schließlich entgiftet und gereinigt werden. Darum ist eine üppige Sauerstoffzufuhr während der Kur sehr vorteilhaft. Tägliche Spaziergänge, Fahrradfahren, Wandern, Joggen oder andere Bewegung an frischer Luft bringen nicht nur deinen Kreislauf in Schwung. Die Stimmung hebt sich mit jedem Schritt, die frische Luft hilft beim Durchatmen und versorgt deinen Körper mit neuer Energie.

DIE HAUT – SCHÜTZEN UND ABGRENZEN

Die Haut ist mit einem Gewicht von 3 bis 10 kg und einer Fläche von 1,5 bis 2 m^2 unser größtes Organ. Sie grenzt unseren Körper nach außen ab und schützt uns vor schädlichen Umwelteinflüssen wie Hitze, Kälte oder Krankheitserregern. Mit der Haut nehmen wir unsere Umwelt wahr. Dafür ist sie mit Tastkörperchen und Sinneszellen ausgestattet. Wenn wir schwitzen, geben wir ein Gemisch aus Wasser, Salz, Harnstoff, verschiedenen Säuren und anderen Stoffen ab. So können wir Giftstoffe ausscheiden und unseren Wasserhaushalt regulieren. Schweiß kühlt bei Fieber, Bewegung oder hohen Außentemperaturen. Außerdem wird über die Schweiß- und Talgdrüsen der Säureschutzmantel der Haut gebildet. Mit seinem niedrigen pH-Wert hält er das Keimwachstum auf der Haut im Zaum. Außerdem schützt er vor anderen Mikroorganismen und vor dem Austrocknen. Auf einem Quadratzentimeter Haut befinden sich 5000 Sinneszellen, 100 Schweißdrüsen, 15 Talgdrüsen, bis zu 300 Haare, 4 Meter Nervenbahnen und 1 Meter Blutgefäße. Wir haben verschiedene Rezeptoren für Druck, Berührung, Temperatur und Schmerz. Unsere Haut ist ein Spiegel unserer Gefühle und ein Organ, mit dem wir mit unserer Umwelt in Kontakt treten. Auch lassen sich Gefühle wie Aufregung oder Schreck auf der Haut ablesen. Wenn wir beispielsweise aufgeregt sind,

Was die Haut kann

- → Schützt vor Umwelteinflüssen
- → Reguliert die Körpertemperatur
- → Beeinflusst den Wasserhaushalt
- → Entgiftet, indem Stoffwechselprodukte über den Schweiß abgegeben werden
- → Wahrnehmung und Kommunikation mit der Umwelt

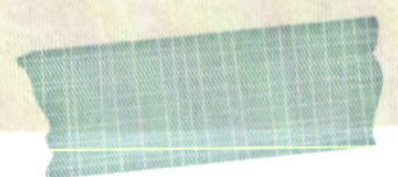

4 Tipps – So kannst du deine HAUT während des Detox-Programms unterstützen

- **Schwitzen** wir mehr, können über den Schweiß mehr Stoffwechselprodukte und Schlacken ausgeleitet werden. Sauna, Sport und alles, was das Schwitzen fördert, erleichtert die Ausleitung über die Haut.
- **Bürstenmassage** fördert die Durchblutung der Haut, der Lymphfluss wird angeregt, tote Hautzellen werden abgetragen. Das Bürsten ist eine uralte und ganzheitliche Wellnessanwendung, die durch den Pfarrer Kneipp bekannter wurde. Idealerweise wird das Bürsten morgens vor dem Duschen auf der trockenen Haut durchgeführt. Beginnend an den herzfernen Körperregionen wird mit kreisenden Bewegungen sanft in Richtung Herz gebürstet. Die Bürstenmassage bringt deinen Kreislauf ordentlich in Schwung, ein leichtes Kribbeln auf der Haut ist normal. Verwende eine Bürste mit Naturborsten, die die Haut nicht strapaziert.
- **Kneipp** empfiehlt zahlreiche Anwendungen, die die Entgiftung über die Haut anregen, das Immunsystem aktivieren und den Organismus umstimmen. Zu den klassischen Kneipp-Anwendungen gehören neben dem Trockenbürsten auch die Güsse mit kaltem Wasser, Wassertreten und diverse Wickel.
- **Ernährung** kann sich auf der Haut widerspiegeln. Die Detox-Kur stellt eine Gelegenheit dar, Nahrungsmittelunverträglichkeiten durch das Weglassen von Nahrungsmitteln auszutesten und die Auswirkung auf das Hautbild zu beobachten.

werden wir rot, und manchmal fühlen wir uns »nicht wohl in unserer Haut«.

Zeigt die Haut Pickel, Ekzeme oder andere chronischen Veränderungen, ist in der Regel der Organismus aus dem Gleichgewicht geraten. Darum wird in der Naturheilkunde bei chronischen Hauterkrankungen üblicherweise der gesamte Organismus behandelt. Die anderen Entgiftungsorgane werden mit einbezogen – so wird die Haut entlastet. Selbstverständlich haben auch die Ernährung und unsere Lebensweise einen großen Einfluss auf das Hautbild. Nahrungsmittelunverträglichkeiten können Pickel und Ekzeme verursachen, dauerhafter Stress und Schlafmangel lassen die Haut blass und fahl erscheinen.

Die Haut während der Detox-Kur

Als wichtiges Ausscheidungsorgan wird die Haut in die Detox-Kur einbezogen. Hauterscheinungen wie Pickel, Akne und Ekzeme können sich im Rahmen einer Entgiftungskur zunächst für ein paar Tage verschlimmern, da Giftstoffe vermehrt mobilisiert werden. Das spiegelt sich im Hautbild wider. Da die gelösten Schlacken nicht nur mobilisiert, sondern auch ausgeschieden werden sollen, ist es während deiner Detox-Kur deshalb sehr wichtig, dass du ausreichend Flüssigkeit zu dir nimmst in Form von Wasser und ungesüßten Tees.

DIE NIEREN – ALLES IN DEN FLUSS BRINGEN

Die Nieren sind paarige Organe, die ungefähr auf halber Rückenhöhe, geschützt von den Rippen, jeweils rechts und links der Wirbelsäule liegen. Sie sind ein filigranes und empfindliches Filtersystem des Blutes. Hier wird 60-mal täglich das gesamte Blutplasma, jeweils durchschnittlich drei Liter, gefiltert. Dabei werden fremde Substanzen wie Umweltgifte oder Medikamente sowie körpereigene Abbauprodukte, hier insbesondere harnpflichtige Stoffe, die vor allem im Eiweißstoffwechsel entstehen, herausgefiltert. Ebenso sind die Nieren dafür verantwortlich, dass

Was die Nieren können

- Harn produzieren
- Blutplasma filtern, fremde Substanzen und körpereigene Abbauprodukte ausscheiden
- Säure-Basen-Haushalt im Gleichgewicht halten
- Hormone bilden, die den Blutdruck und die Blutbildung beeinflussen
- Wasser- und Elektrolythaushalt an die individuellen Bedürfnisse in Abhängigkeit von Ernährung, Außentemperatur und körperlicher Belastung anpassen

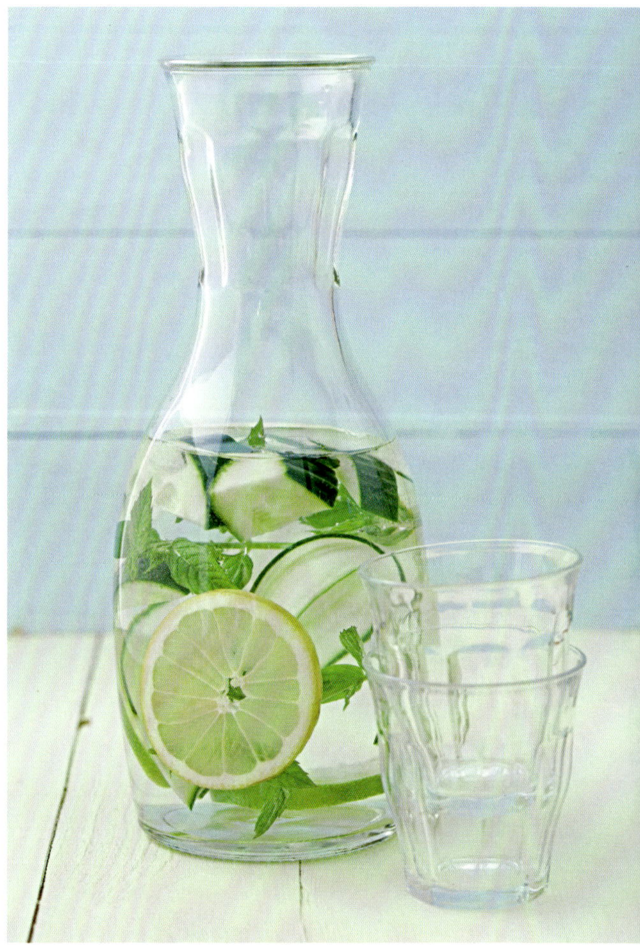

Achte beim Detoxen auf eine regelmäßige Flüssigkeitszufuhr.

über den Harn keine Mineralien oder andere für den Körper wichtige Stoffe verloren gehen. Sind die Nieren geschädigt und ist das filigrane Filtergewebe angegriffen, kann Mineralverlust leicht geschehen. Darum gehört eine Untersuchung des Harns seit Jahrtausenden zu den wichtigen diagnostischen Mitteln der Naturheilkunde. Farbe, Menge, Geruch,

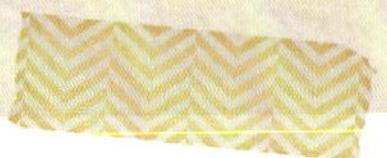

4 Tipps – So kannst du deine NIEREN während des Detox-Programms unterstützen

- **Fußbäder & Fußmassagen** verbessern reflektorisch die Durchblutung der Nieren. Sehr gut geeignet sind Fußbäder, bei denen man die Temperatur ansteigen lässt. Man beginnt mit körperwarmem Wasser und gießt Schritt für Schritt heißes Wasser dazu. Als Badezusatz eignet sich Meersalz oder eine in Scheiben geschnittene Zitrone. Außerdem wirkt so eine Fußbehandlung wunderbar entspannend.
- **Stress vermeiden** und regelmäßige Entspannung fördern. Dafür eignen sich besonders kleine Morgen- und Abendroutinen, Tagebuchschreiben, Gymnastik oder Entspannungsübungen, die den Tag strukturieren.
- **Tees**, die die Ausscheidung von wasserlöslichen Stoffen sanft unterstützen, sollten zusätzlich zu den täglichen 1,5 bis 2 Liter Wasser getrunken werden.
- **Basische Ernährung** tut den Nieren gut und entlastet auch hier ihre Arbeit. Dabei geht es vor allem darum, Dinge zu essen, die im Körper basisch verstoffwechselt werden. Grundsätzlich sind tierische Eiweiße (Fleisch, Wurst, Eier), Kaffee, Alkohol, Weißmehl und Zucker starke Säurebildner.

Trübung und auch Geschmack geben Auskunft darüber, ob die Nieren intakt sind. Es werden bestimmte Krankheitsbilder mit aussagekräftigen Veränderungen der Harnausscheidung in Verbindung gebracht. Diese Art der Diagnose verlieh dem Diabetes mellitus seinen Namen, der ins Deutsche übersetzt »honigsüßer Durchgang« bedeutet. Der Harn wird bei einem Diabetes tatsächlich honigsüß, weil die Nieren durch den hohen Blutzuckerspiegel vermehrt Zucker ausscheiden.

Damit die Nieren das Blut filtern können, ist ein gesunder Blutdruck nötig. Ist der Blutdruck zu hoch, wird das feine Nierengewebe geschädigt. Bei zu niedrigem Blutdruck kann das Blut nicht ausreichend gefiltert werden. Um den Filterdruck zu beeinflussen, können die Nieren über die Nebennieren Hormone ausscheiden und den Blutdruck mit regulieren. Beim Filtern des Blutes sorgt die Niere dafür, dass am Ende die Elektrolyte Natrium, Kalium, Calcium und Magnesium in der richtigen Konzentration im Blut erhalten bleiben. Sie werden für viele Körperfunktionen benötigt. Es werden daher nur die Bestandteile ausgeschieden, die der Körper nicht mehr braucht. Über die Ausscheidung von Wasserstoffionen kann die Niere den pH-Wert des Blutes regulieren.

Das feine Filtersystem der Nieren ist sehr empfindlich. Ein zu hoher Blutdruck kann das zarte Gewebe auf Dauer irreparabel schädigen. Auch die Ernährung hat einen Einfluss auf die Funktionsfähigkeit der Nieren. Vor allem ein Überfluss an Eiweißen und ein Übermaß an Salz fordern die Nieren und können auch hier langfristig zu Schäden führen. Bluthochdruck und Wassereinlagerungen im Körper können Anzeichen dafür sein, dass die Nieren Alarm schlagen. Dies sollte aber unbedingt ärztlich abgeklärt werden. In der Naturheilkunde werden die Nieren als Ausscheidungsorgane auch bei der Behandlung von Erkrankungen miteinbezogen, die durch eine vermehrte Anlagerung von körpereigenen Abbauprodukten im Körper verursacht werden. Das sind vor allem rheumatische Erkrankungen des Bewegungsapparates. Auch bei verschiedensten Hauterkrankungen werden die Nieren in die Behandlung integriert und zum Entgiften angeregt.

Die Nieren während der Detox-Kur

Bei Entgiftungskuren und insbesondere beim Fasten solltest du auch deine Nieren pflegen. Durch den veränderten Stoffwechsel werden mehr Säuren produziert als gewöhnlich. Das kann zu Kreislaufproblemen, Schwindel, Übelkeit bis hin zu einem Druckgefühl in der Nierengegend führen. Um den Säureüberschuss über den pH-Wert auszugleichen, achte während deiner Detox-Kur auf eine basische Ernährung. Zusätzlich können basische Tees mit Löwenzahn, Ackerschachtelhalm, Haferkraut, Goldrute oder Brennnessel oder alternativ ein Basenpulver aus der Apotheke deine Nieren entlasten.

Bringe Abwechslung in dein Detox-Programm und probiere verschiedene Kräutertees aus.

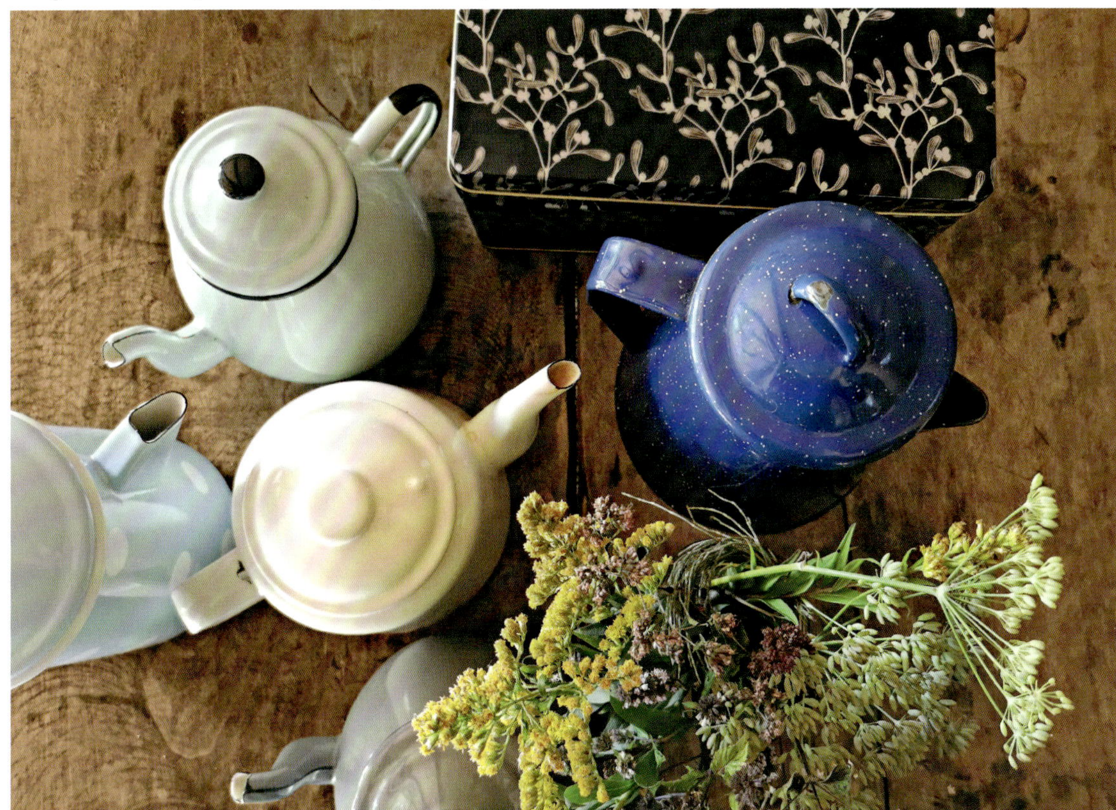

Einen Kräutervorrat anlegen

Kräuter und Heilpflanzen wachsen eigentlich überall. Auf dem Balkon, im Blumenkasten, am Straßenrand, im Park nebenan oder in Wald und Wiese. Es ist übrigens erlaubt, einen Handstrauß für den Eigenbedarf zu sammeln. Dabei solltest du jedoch einiges beachten.

Gefährde niemals den Bestand

Wenn du Pflanzen sammelst, achte immer darauf, die Pflanze oder den Bestand nicht zu gefährden. Lasse immer so viel stehen, dass sich die Pflanze regenerieren kann. So kannst du im nächsten Jahr wieder ernten. Geschützte Pflanzen dürfen grundsätzlich nicht gesammelt werden. Du findest diese Pflanzen auf der Roten Liste der jeweiligen Bundesländer.

Sei dankbar für das Geschenk und die Fülle der Natur

Früher hatte jedes Kräuterweiblein einen kleinen Dankesspruch oder ein Gebet auf den Lippen. Wie Dankbarkeit für dich aussieht, kannst du natürlich selbst entscheiden. Hinterlasse auf jeden Fall keinen Müll und nimm nur so viele Kräuter mit, wie du wirklich benötigst.

Der Sammelort

Leider ist nicht jeder Ort zum Sammeln deiner Heilpflanzen geeignet. Wenn du einen eigenen Garten hast, nutze ihn, um eigene Kräuter anzubauen. Das freut die Bienen, und so kannst du Verschmutzung durch Hunde oder Insektizide aus der Landwirtschaft umgehen.

Diese Orte solltest du grundsätzlich meiden:

- → Naturschutzgebiete – hier besteht ein grundsätzliches Sammelverbot
- → Viel befahrene Straßen und gedüngte Felder – wegen der Schadstoffbelastung
- → Weiden von Schafen, Pferden, Rindern und Wege, an denen viele Hunde Gassi geführt werden – diese Tiere können verschiedene Krankheiten übertragen
- → Auf Privatgrundstücken solltest du natürlich den Besitzer um Erlaubnis bitten

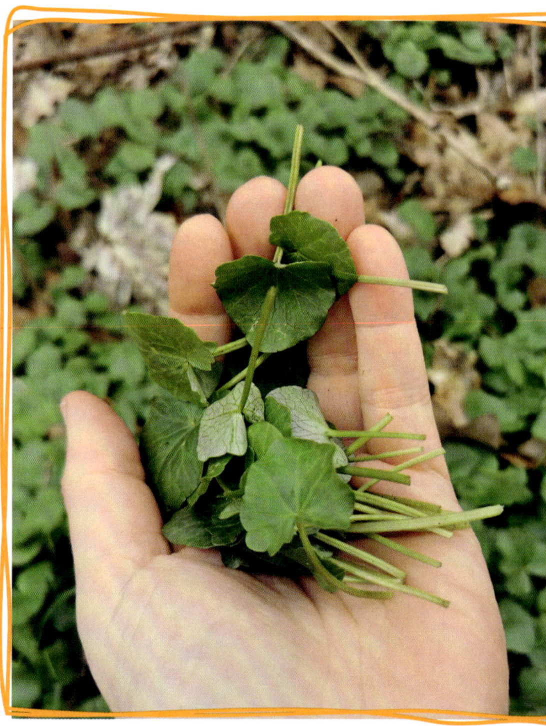

Der richtige Zeitpunkt

Pflanzen und Pflanzenteile werden zu verschiedenen Jahreszeiten gesammelt. Dabei ernten wir immer die Pflanzenteile, die am gehaltvollsten sind und voller Lebenskraft stecken. Im Frühling sind besonders die frischen jungen Blätter, Knospen und Triebe interessant. Im Sommer rücken duftende Blätter und Blüten in den Fokus. Während der Herbstwochen steckt die Kraft der Pflanzen vor allem in den Wurzeln und Samen bzw. Früchten. Um die bestmögliche Qualität der Kräuter und Pflanzenteile zu ernten, lohnt sich auf jeden Fall ein Blick in den Sammelkalender (s. S. 48/49). Außerdem sollten Pflanzen (mit Ausnahme der Wurzeln) nur an sonnigen und trockenen Tagen geerntet werden, sonst besteht Schimmelgefahr!
Es ist auf jeden Fall sinnvoll, sich einen kleinen Vorrat deiner Lieblingskräuter anzulegen und diese beim Spaziergang selbst zu sammeln. So kannst du beim Draußensein schon mal ein wenig vorsorgen und hast immer genügend Kräuter zur Verfügung.

Heilpflanzen erkennen

Wenn du Pflanzen wild sammelst, solltest du dir Zeit nehmen und genau hinsehen, um Verwechslungen zu vermeiden. Sammle ausschließlich Pflanzen, die du gut kennst. Wenn du unsicher bist, nimm am besten an einer Kräuterführung teil oder besuche einen botanischen Garten oder Kräutergarten. Das Erkennen braucht etwas Zeit, Geduld und Übung. Aber mit der Zeit wirst du sicherer werden. Setze dich nicht unter Druck. Du musst nicht jede Pflanze auf einer Wiese erkennen. Schule langsam deinen Blick für die Pflanzen, die du sammeln möchtest! Dabei kann dir ein Bestimmmungsbuch oder auch eine Pflanzenbestimmungs-App helfen. Wenn du unsicher bist, kannst du viele Kräuter und Heilpflanzen auch getrocknet kaufen. Manche Heilpflanzen lassen sich auf der Fensterbank ziehen oder sind gerne Gast in deinem Kräuterbeet im Garten.

Richtig trocknen

Heilpflanzen werden getrocknet, um sie haltbar zu machen. So kannst du dir im Sommer einen kleinen Vorrat mit Kräuter- und Duftschätzen für das ganze Jahr anlegen. Wichtig dabei ist, dass du die Pflanzenteile an sonnigen und trockenen Tagen erntest und nicht wäschst. Anschließend breite die möglichst trockenen und sauberen Pflanzenteile auf einem Tablett oder einem sauberen Geschirrtuch aus. So können die Pflanzenteile mehrere Tage an einem schattigen, warmen und trockenen Ort stehen und in Ruhe trocknen. Wenn die Pflanzenteile rascheln, sind sie fertig und können verpackt werden. Je nach Jahreszeit und Pflanzenteil dauert der Trocknungsvorgang zwischen 3 bis 14 Tage. Achte unbedingt darauf, dass die Pflanzen beim Trocknen nicht braun werden.

Getrocknete Heilpflanzen richtig aufbewahren

Damit du deine getrockneten Kräuter und Pflanzen möglichst lange in guter Qualität verwenden kannst, solltest du sie kühl, trocken und vor Sonnenlicht geschützt für maximal 12 Monate lagern. Dafür eigenen sich Schraubgläser, Butterbrottüten, Apothekergläser aus Dunkelglas oder auch hübsche Dosen.

Sammelkalender

Blatt · Knospe · Blüte · Samen · Wurzel · Kraut · Beere/Frucht

Pflanze	Jan.	Feb.	März	April	Mai	Juni	Juli	Aug.	Sep.	Okt.	Nov.	Dez.
Angelikawurzel *Angelica archangelica*								Samen	Wurzel	Wurzel		
Basilikum *Ocimum basilicum*						Kraut	Kraut	Kraut				
Beifuß *Artemisia vulgaris*		Wurzel				Kraut	Kraut	Kraut	Wurzel	Wurzel		
Beinwell *Symphytum officinale*		Wurzel							Wurzel	Wurzel		
Birke *Betula alba*		Knospe	Knospe, Blatt	Blatt								
Brennnessel *Urtica dioica*		Kraut	Kraut	Kraut	Kraut			Samen	Wurzel, Samen	Wurzel		
Bohnenkraut *Satureja hortensis*						Kraut	Kraut	Kraut				
Estragon *Artemisia dracunculus*					Kraut	Kraut	Kraut					
Fenchel *Foeniculum vulgare*						Kraut	Kraut	Kraut	Samen	Samen		
Gänseblümchen *Bellis perennis*			Kraut	Kraut	Kraut	Kraut	Kraut	Kraut				
Giersch *Aegopodium podagraria*			Kraut	Kraut	Kraut	Kraut						
Gundermann *Glechoma hederaceae*			Kraut	Kraut	Kraut							
Hafer *Avena sativa*					Kraut	Kraut	Kraut	Beere/Frucht				
Holunder *Sambucus nigra*					Blüte	Blüte		Beere/Frucht	Beere/Frucht	Beere/Frucht		
Johanniskraut *Hypericum perforatum*						Blüte, Kraut	Blüte, Kraut					
Klette *Arctium lappa*		Wurzel							Wurzel	Wurzel		

Pflanze	Jan.	Feb.	März	April	Mai	Juni	Juli	Aug.	Sep.	Okt.	Nov.	Dez.
Kamille *Matricaria recutita*												
Löwenzahn *Taraxacum officinale*												
Melisse *Melissa officinalis*												
Meerrettich *Armoracia rusticana*												
Minze *Mentha piperita*												
Nachtkerze *Oenothera biennis*												
Petersilie *Petrosilium crispum*												
Rosmarin *Rosmarinus officinalis*												
Ringelblume *Calendula officinalis*												
Rose *Rosa canina*												
Schafgarbe *Achillea millefolium*												
Sanddorn *Hippophae rhamnoides*												
Salbei *Salvia officinalis*												
Schnittlauch *Allium schoenoprasum*												
Thymian *Thymus vulgaris*												
Veilchen *Viola odorata*												
Wegwarte *Cichorium intybus*												
Ysop *Hyssopus officinalis*												

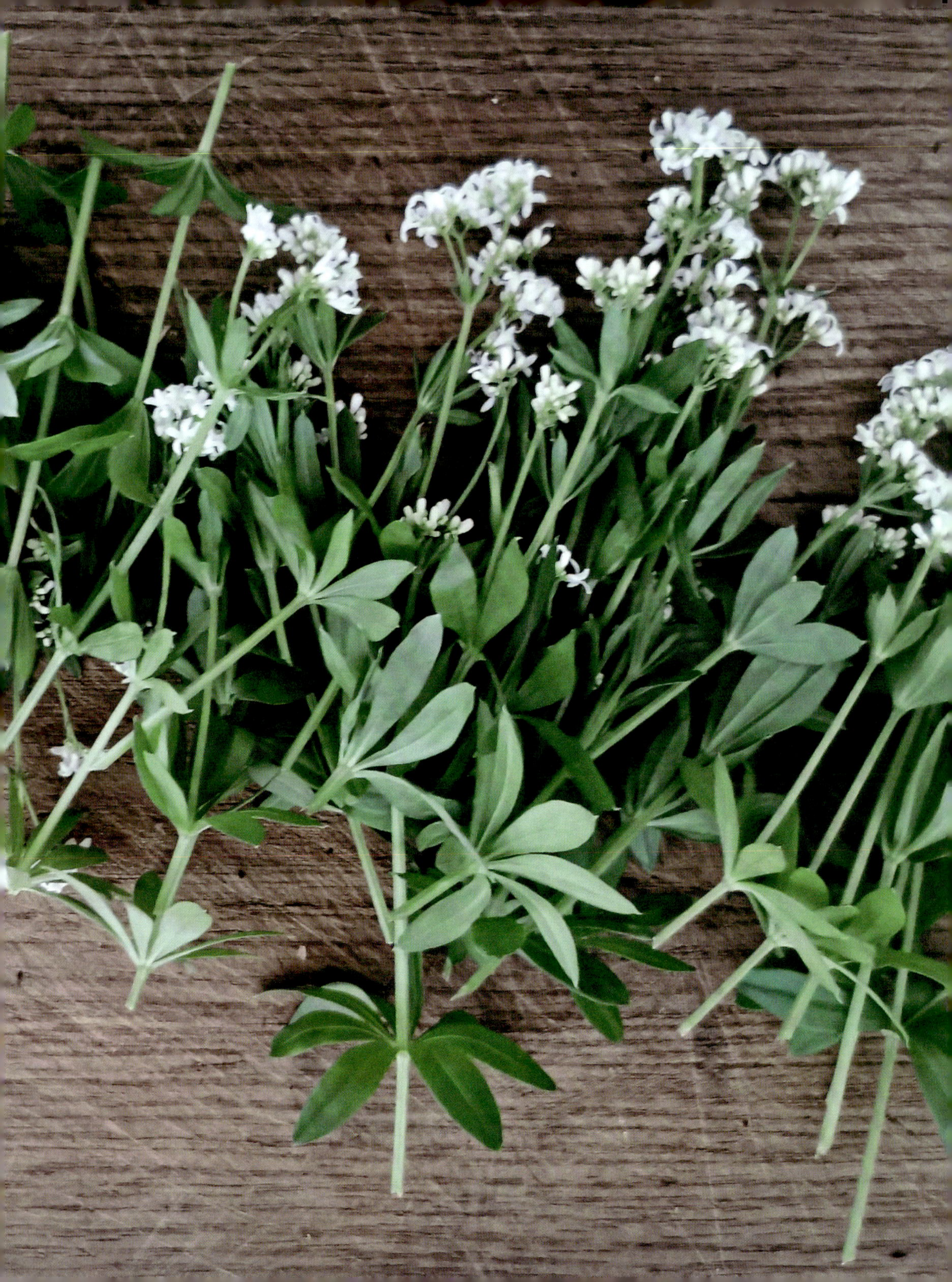

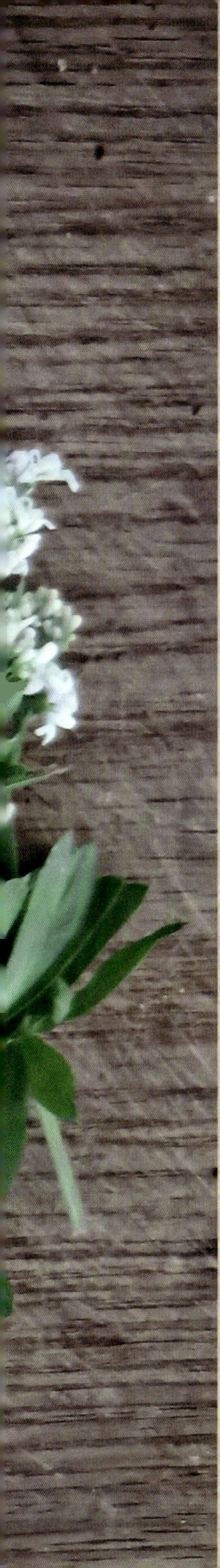

Frühling

FRISCHES GRÜN,
NEUBEGINN,
TAGUNDNACHTGLEICHE

Grün und wild
streicht der Frühling durch die Wiesen.
Ein Löwenzahn räkelt sich wach, und
die Taubnesseln blühen schon um die Wette.

Frühling

DIE NATUR ERWACHT ZUM LEBEN

Mit dem Frühling kommt das Licht zurück! Sonnenstrahlen kitzeln auf der Haut und wärmen die Erde. Die Pflanzen räkeln sich in das Leben zurück, treiben frische Blätter und ein Meer von Blüten aus. Draußen ist das Leben zu spüren - lebendig, zwitschernd, summend und brummend!

Das erste frische Grün ist so eine Wohltat für meine Augen. Ich verbinde damit Frische, Hoffnung, Neubeginn und Leben. In den jungen Blättern steckt die geballte Kraft der frisch erwachten Pflanzen, die komplette Hoffnung auf ein erfüllendes und schönes Jahr. Darum gilt das erste Grün als Kraftnahrung und Superfood! In der Volksheilkunde wird es seit Jahrhunderten gesammelt und gegessen, um die Frühjahrsmüdigkeit zu vertreiben. Die ersten Kräuter liefern einen Kick aus Mineralien und Vitaminen und erleichtern Körper und Seele aufs Neue den Schritt in die lebendigen Wochen und Monate.

Mit der Frühlings-Tagundnachtgleiche zwischen dem 19. und dem 21. März werden die Tage nun wieder länger als die Nächte, das Licht ist präsenter. Und mit dem Gründonnerstag beginnt die Wildkräutersaison. In den Frühlingswochen geht es für mich tatsächlich darum, regelmäßig frische Kräuter zu sammeln, die Natur bei den Spaziergängen zu genießen und das erste wilde Grün zu wohltuenden Wildkräutergerichten zu verarbeiten.

Der Frühling bringt Euphorie, Verliebtheit, quirlige Gedanken und die unbeschwerte Leichtigkeit der hellen Abende mit sich. Es ist eine gute Zeit, um die Kontakte zu Freunden wiederzubeleben und neue Projekte zu starten. Bauer und Gärtner bringen jetzt die ersten Samen in die Erde, um im Herbst ernten zu können. Genauso können auch wir den Frühling nutzen, um die Samen für unsere Projekte zu »säen«.

Im Frühling feiern wir das Osterfest, nach heidnischem Brauch ein Fest der Fruchtbar-

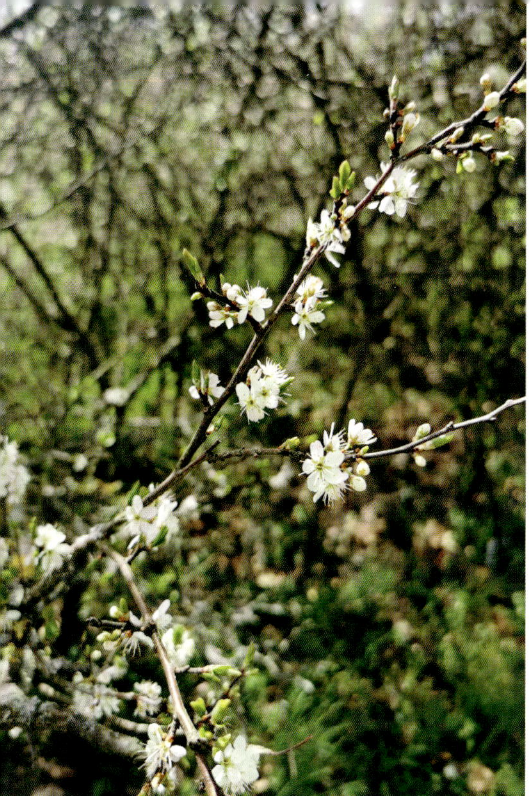

Im Frühling erwacht die Natur, und überall summt und brummt und duftet es.

keit. Die Ostereier sprechen noch davon – sind sie doch ein Symbol des neu entstehenden Lebens. Auch die Walpurgisnacht, die Nacht zum ersten Mai, ist ein Fest der Fruchtbarkeit – und Verliebtheit. In manchen Gegenden wurden und werden auch heute noch junge Birken als Zeichen der Liebe vor die Tür der Angebeteten gestellt. In der Walpurgisnacht treffen sich der Sage nach auch die Hexen zum gemeinsamen Fest. Als Hexen oder auch Hagezussen (vom Althochdeutschen »Hagezussa«) wurden im Mittelalter die Frauen in der Sippe bezeichnet, die sich mit den Kräutern und Heilpflanzen auskannten. Sie sollen mit ihrem Besen über die schützende Hecke aus Weißdorn geritten sein. Weißdorn wird übrigens auch Hagedorn genannt – darin zeigt sich noch mal die Nähe zur Hagezusse bzw. zur Hexe.

Der Frühling bringt eine besondere Aufbruchsstimmung mit, die deine Detox-Kur super unterstützen kann. Frühlingskuren haben eine besondere Tradition und einen großen Stellenwert in der Volksheilkunde.

Die Frühlingsstimmung für deine Detox-Tage nutzen

- Gehe so oft wie möglich in die Natur, begrüße den Frühling und spüre die Vitalität, die die Sonne, die Wärme und das Grün mit sich bringen.
- Nutze die vielen Wildkräuter, die es jetzt gibt. Sie liefern viele kräftigende Vitamine und Mineralstoffe und unterstützen die Ausleitung während deiner Detox-Kur optimal. Du kannst sie für ausleitende Tees, als kräftigendes Wildgemüse oder für grüne Smoothies verwenden.
- Feiere Ostern oder Walpurgis mit einem wild-grünen Essen, das du aus den ersten Wildkräutern und Blüten zubereitest. So kannst du dich mit der Kraft des Frühlings verbinden. Brennnessel, Giersch und Bärlauch eignen sich als schmackhaftes Wildgemüse. Streue buntes Blütenkonfetti aus den zarten Blüten von Gundermann und Taubnessel darüber.
- Genieße den Anblick von lebendigem Grün und schmücke deine Wohnung mit einem Frühlingsblumenstrauß! Farben wirken auf unsere Stimmung. Wie wirkt Grün auf dich? Welches Grün magst du besonders?
- Gehe auf Spurensuche: Welche Frühlingsblüher gibt es in deiner Umgebung?

DIESE PFLANZEN UNTERSTÜTZEN DICH IM FRÜHLING

Ich freue mich jedes Jahr auf den Start der Kräutersaison im März. Bei meinen Streifzügen über die Wiesen ist mein Blick stets zu Boden gerichtet, immer auf der Suche nach dem ersten zarten Grün. Ist es dann endlich so weit, verarbeite ich die jungen Blättchen und frischen Triebe von Brennnessel, Giersch, Scharbockskraut, Löwenzahn, Veilchen oder Gänseblümchen mit großer Freude. Wegen ihrer belebenden und aktivierenden Wirkung sind sie aus der Detox- und Frühlingsküche für mich nicht mehr wegzudenken.
Nach den trägen Wintermonaten mit kohlenhydratreicher Kost rücken nun die Entgiftungsorgane Leber und Galle in den Fokus. Sie benötigen Unterstützung, sonst können Antriebslosigkeit und Frühjahrsmüdigkeit entstehen. Durch das Essen von frischen, knackigen Frühlingskräutern werden die Leber und die Galle gestärkt. Die sanften Bitterstoffe dieser Kräuter fördern die Durchblutung und Aktivität dieser Organe, gleichen zusätzlich das Nervensystem aus und bringen den Darm in Schwung. Der Frühling ist außerdem die richtige Zeit, um den Bewegungsapparat mit Dehnungsübungen und kraftvoller Bewegung an frischer Luft zu reaktivieren.
Der Giersch gehört für mich zu den Highlights des Frühlings. Erste junge Triebe ernte ich je nach Witterung ab März. Die jungen Blätter sind besonders zart und schmecken intensiv. Zu Beginn der Saison ist die Ernte oft noch so gering, dass ich die Blättchen fein gehackt wie Petersilie über mein Essen streue. In den kommenden Wochen wächst der Giersch jedoch üppig, dass alle befreundeten Gartenbesitzer sich über meine Besuche freuen. Ich nehme ihnen das »Unkraut« gerne ab. Wenn ich die dunkellila Blüten der Veilchen in der Wiese entdecke, ist meine Freude jedes Mal sehr groß. Vorsichtig pflücke ich sie und genieße den betörenden Duft. Die ersten farbenfrohen Blüten sind im Frühling einfach immer etwas Besonderes – sie zaubern ein heiteres Lächeln ins Gesicht!
Ganz anders die Brennnessel: Kaum jemand möchte sie anfassen oder ernten, dabei ist sie ein wertvolles Wildgemüse, ein Mineralienlieferant und wirklich überall zu finden.

Brennnessel – kräftig & wehrhaft (Monate: März + April)

Wenn der Frühling endlich sein grünes Kleid anzieht, dann ist es so weit. Die Starre des Winters löst sich unter den warmen Sonnenstrahlen, die Bienen summen, die Blätterknospen platzen, das Leben geht wieder los. Grün ist lebendig. Grün bedeutet für mich Neuanfang, Fruchtbarkeit, Vitalität. Welche Pflanzen ich mit dieser quicklebendigen Kraft verbinde? Natürlich alle Unkräuter! Diejenigen, die ohne Einladung frech im Vorgarten wachsen. Diejenigen, die trotz großer gärtnerischer Mühe nicht verschwinden wollen. Ausrupfen, wegjäten, abschneiden – alle Mühe zwecklos und umsonst.
Da kann ich nur sagen: Hut ab! Was für eine Lebenskraft. Welch ein Wille zum Leben, welch mutige Lebenslust. Unkaputtbar und einfach da! Diese kühne Vitalität wünsche ich mir manchmal auch. Und warum nicht die frechen Pflanzen einfach essen und so ihre Kraft in mich aufnehmen? Dieser Gedanke ist sehr alt. So alt wie der Gründonnerstag – der Tag, an dem das erste neunerlei Grün, die ersten neun grünen Pflänzchen gesammelt werden. Es wird natürlich nicht nur gesammelt, sondern auch zubereitet und gemeinsam

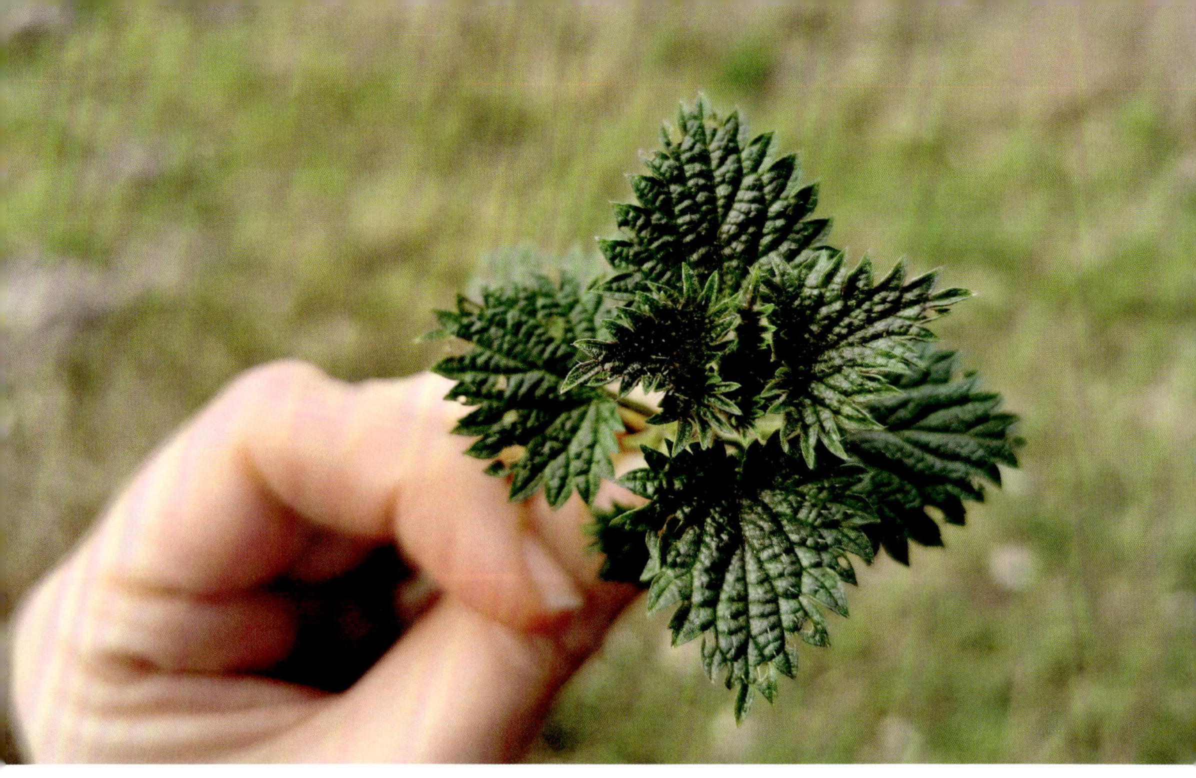

Erstaunlich, wie ordentlich und strukturiert die Brennnessel von oben aussieht.

verzehrt: In die wilde Gründonnerstagssuppe gehört unbedingt eine große Handvoll Brennnesseln. Wer mutig ist, probiert auch einmal einen Brennnesselsmoothie oder frisch gepressten Saft mit Brennnesseln. Brennnesseln gehören für mich zu den wichtigen Frühlingskräutern. Durch ihre Brennhaare sind sie eine kleine Berühmtheit. Jeder kennt sie. Keiner mag sie. Dabei ist die Brennnessel eine der vielfältigsten Heilpflanzen der Volksheilkunde. Sie wird als Tee oder Frischpresssaft bei Frühjahrsmüdigkeit, als Blutreinigungsmittel und bei Hauterkrankungen wie Akne eingesetzt. Der Tee unterstützt zudem das Abheilen von Blasenentzündungen. Regelmäßig getrunken, stärkt er die Nerven und kräftigt nach langen Krankheiten und in Belastungssituationen. Ebenso werden der Tee und andere Brennnesselzubereitungen zur Anregung der Blutbildung empfohlen. Maria Treben empfahl den regelmäßigen Genuss der Brennnessel, um das Immunsystem bei Allergien zu desensibilisieren.

Die Brennhaare sind das Markenzeichen dieser Pflanze und für mich der Inbegriff von Wehrhaftigkeit und Willensstärke. Blätter und Stängel sind mit ihnen komplett überzogen. Bei Hautkontakt reizen sie unsere Haut mit einem Gemisch aus Histamin und Ameisensäure. Dabei steckt in dem Unkraut noch viel mehr. Wegen ihres hohen Eisengehalts verordne ich sie gerne bei Eisenmangel, der sich z. B. durch Müdigkeit und Infektanfälligkeit zeigen kann. Die regelmäßige Einnahme von Brennnesseln in Form von Tee, Pflanzensaft oder als Wildgemüse bringt die (Abwehr-)Kraft und auch die Willensstärke wieder neu zurück.

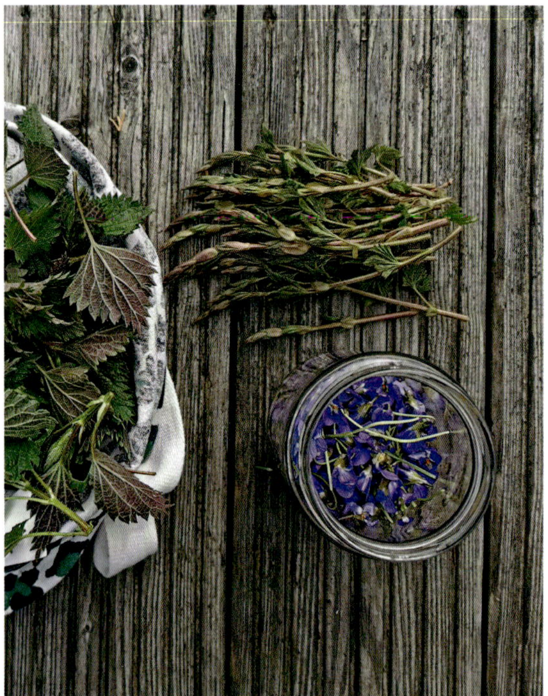

Erntezeit: Brennnesselspitzen, Veilchenblüten, Hopfentriebe

So begleitet dich die Brennnessel durch deine Detox-Tage

- → Sammle die jungen Pflanzen und verwende sie anstelle von Spinat für deine Frühlingsgerichte.
- → Wenn du eine Saftpresse hast, ergänze deine Obst- und Gemüsesäfte mit einer Handvoll junger Brennnesseln. Das bringt eine tolle grüne Farbe und kurbelt die Ausleitung an.
- → Wenn du keine frischen Brennnesseln zur Verfügung hast, kannst du für deine Smoothies auch Brennnesselpulver verwenden.

Nicht zu vergessen ist die sehr wirksame äußerliche Anwendung der Brennnessel zur Förderung der Durchblutung bei Muskelverspannungen, Ischiasbeschwerden, Rückenschmerzen und Gelenkbeschwerden. Dafür pflückt man sich eine Brennnesselpflanze und reibt die entsprechenden Hautpartien mit der Pflanze ein. Der Pflanzensaft reizt die Haut und fördert die Durchblutung. Das funktioniert ähnlich wie bei einem Wärmepflaster. Brennnesseln wachsen vom Frühling bis in den Herbst. Geerntet werden im Frühling vor allem die zarten grünen Blätter. Ich sammle sie für Tees, Smoothies oder verwende sie als Wildgemüse. Mit ihrem spinatähnlichen Geschmack sind sie sehr zu empfehlen. Ich verwende sie im Frühling sehr gerne anstelle von Spinat für eine Quiche. Das überzeugt sogar meine Familie! Wenn ich besonders viele Pflanzen habe, stelle ich auch einen Frischpresssaft her. Du kannst für die Ernte Handschuhe verwenden, um die typischen Verbrennungen zu vermeiden. Wenn ich die Blätter als Wildgemüse verwenden möchte, walke ich sie kräftig mit dem Nudelholz, dann brennen sie bei der Weiterverarbeitung nicht mehr so stark.

Brennnesselpulver

Das Pulver aus getrockneten Brennnesselblättern bzw. aus Brennnesseltee ist eine gute Alternative, wenn du keine frischen Brennnesseln zur Verfügung hast. Es ist also für alle geeignet, die in der Stadt wohnen oder keine Zeit oder Lust zum Sammeln von frischen Kräutern haben.

Zutaten

* 200 g loser Brennnesseltee
* Mixer oder elektrische Kaffemühle
* 1 Schraubglas

Zubereitung & Anwendung

Ich mahle für das Brennnesselpulver die getrockneten Pflanzen im Mixer. Du kannst auch losen Brennnesseltee aus der Apotheke, aus dem Bioladen oder Reformhaus verwenden. Lagere das Pulver kühl und trocken zum Beispiel in einem Schraubglas. Ich stelle mir gerne einen Vorrat für zwei bis vier Wochen her. Ich mische das Pulver in Smoothies oder zaubere einen grünen Crêpes-Teig damit. In diesem Pulver steckt die ganze Kraft der Brennnesseln!

Giersch – hartnäckig & lebensfroh (Monate: März, April, Mai)

Der Giersch ist eine zähe Pflanze. Den Gärtnern ist er ein Dorn im Auge, denn er verbreitet sich rücksichtslos zwischen Stauden und unter Hecken. Ist er einmal im Garten eingezogen, wird man ihn auch nicht so schnell wieder los. Er trägt den Namen »Gärtnertod«, weil es heißt, dass eher der Gärtner stirbt, als dass der Giersch im Garten ausgerottet wird. Ist der Winter nicht so streng, streckt der kühne Giersch schon ab März seine zarten Blätter der Frühlingssonne entgegen. Wenn ich die jungen Blätter zwischen meinen Fingern zerreibe, entströmt ihnen ein Geruch, der an Möhre oder Petersilie erinnert. Tatsächlich ist der Giersch mit diesen Pflanzen eng verwandt. Genauso wie Liebstöckel, Angelikawurzel oder Fenchel ist er ein Vertreter der Doldenblütler-Familie. Hier gibt es auch einige sehr giftige Vertreter, wie den Schierling. Beim Sammeln solltest du also genau hinschauen, damit nicht das falsche Kraut in der Teetasse oder auf dem Teller landet.
Ich mag den Giersch als Wildgemüse sehr gerne, wächst er doch bevorzugt in großen Gruppen und ist dadurch einfach zu ernten. Große Salatschüsseln fülle ich mit einem Handgriff, und die meisten Gartenbesitzer freuen sich, wenn ich ihnen das Unkraut abnehme. Dabei war der Giersch schon in der Steinzeit ein beliebtes und zugleich gesundes Wildgemüse. In der Antike nutzten die Römer diese Pflanze für ihre Gesundheit und zogen ihn im Garten.
Der Giersch ist bekannt für seine Fähigkeit, Harnsäure auszuleiten. Das brachte ihm auch den Namen Zipperleinskraut ein. Das

So begleitet dich der Giersch durch deine Detox-Tage

- Streue täglich eine Handvoll klein geschnittener Gierschblätter anstelle von Petersilie über deine Salate und Gemüsegerichte. Damit holst du dir die Aromen des Frühlings auf den Tisch und integrierst das kleine einheimische Superfood ganz einfach in deinen Detox- oder Speiseplan.
- Probier doch mal eine gesunde Gierschlimonade! Dafür gibst du einige Gierschblätter in eine Karaffe und übergießt sie mit kaltem Wasser. Du kannst auch weitere Frühlingkräuter wie Gundermann, Melisse oder Löwenzahn ergänzen. Zitronensaft oder Zesten bringen zusätzlich ein frisches Aroma. Lasse das Ganze mehrere Stunden ziehen und trinke den Kaltauszug über den Tag verteilt.
- Genieße den Spaziergang beim Suchen und Sammeln der Frühlingskräuter! Die frische Luft, die Bewegung und die Sonnenstrahlen tun gut und ergänzen dein Detox-Programm optimal.

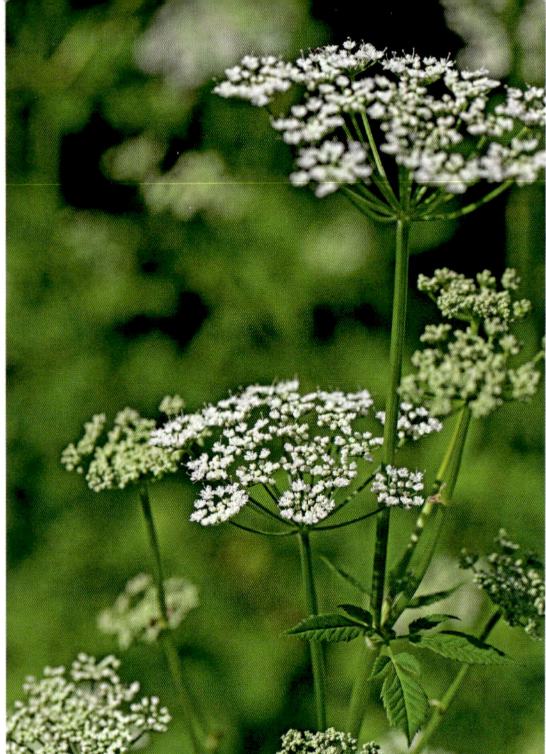

Der Giersch ist zwar als lästiges Unkraut verschrien, ist aber ein köstliches Wildgemüse im Frühling.

»Zippeln« beschreibt nämlich den Gang eines von Gicht geplagten Menschen. Durch die heftigen Schmerzen im Fuß tippeln oder zippeln diese Menschen. Wird der Giersch regelmäßig genossen, kann er auch andere gesundheitliche Probleme lindern, die durch zu viel Harnsäure im Stoffwechsel entstehen, vor allem rheumatische Beschwerden. Die Symptome wie Entzündungen, Schmerzen oder auch degenerative Veränderungen betreffen vereinzelte Muskeln und Gelenke oder den gesamten Bewegungsapparat.
Wie bei vielen anderen Wildkräutern gibt es weitere Vorteile, warum der Giersch dringend ein besseres Image braucht und auf den Teller gehört: Neben dem fantastischen Geschmack liefert er ein Vielfaches mehr an Mineralstoffen und Vitaminen als manch andere Salate – er enthält beispielsweise 15-mal so viel Vitamin C wie Kopfsalat. Zudem ist er reich an Kalium, Magnesium, Calcium, Zink, Kupfer und Kieselsäure.
Der Giersch kann ab März gesammelt werden. Seine anfangs kleinen Blättchen werden 30 cm, später mit Blüte bis zu 70 cm hoch. Besonders gut schmecken sie, wenn sie zart und klein sind. Sie können aber auch das ganze Jahr geerntet werden. Der Giersch steht gerne an schattigen, feuchten und geschützten Orten und unter Hecken auf nährstoffreichen Böden. Ansonsten dreht sich beim Giersch alles um die Zahl Drei: Die anfangs hellgrünen Blätter stehen in drei Dreiergruppen und sitzen an einem dreikantigen Stängel. Die Blattfarbe wechselt dann zu Sattgrün. Als Doldenblütler ist der Giersch mit Petersilie und Dill verwandt und hat, wie es sich in dieser Pflanzenfamilie gehört, einen luftigen weißen, zarten Blütenschirm, der aus vielen kleinen Einzelblüten gebildet wird. Die essbaren Blüten bezaubern eher durch ihr Aussehen als durch ihren Duft.

Giersch-Tee

Giersch ist ein köstliches Wildgemüse im Frühling. Er regt die Ausscheidung von Harnsäure an, aktiviert den Stoffwechsel und vertreibt die Frühjahrsmüdigkeit. Da die Pflanze oft üppig wächst und leicht in großen Mengen zu ernten ist, verwende ich sie gerne und habe schon viele verschiedene Zubereitungen ausprobiert. Dabei kann der Tee andere Gierschzubereitungen wie Giersch-Pesto oder Salat mit seiner Wirkung auf den Körper sehr gut ergänzen.

Zutaten

* 1 EL Gierschblätter

Zubereitung & Anwendung

Für einen Giersch-Tee übergieße maximal 1 EL Kraut mit 250 ml kochendem Wasser und lasse den Sud anschließend zugedeckt 10 Min ziehen. Als Kur sollte der Tee vor den Mahlzeiten, am besten 3-mal täglich frisch zubereitet, getrunken werden. Eine Kur mit dem Tee sollte nicht länger als 4 Wochen dauern.

Giersch-Frischsaft

Giersch-Frischsaft ist eine weitere Möglichkeit, die Kraft dieser Pflanze zu genießen.

Zutaten

* 1–3 Handvoll Gierschblätter
* Ggf. Obst- und Gemüse nach Belieben

Zubereitung & Anwendung

Für einen Giersch-Frischsaft werden täglich 1–3 Handvoll frischer Giersch mit Hilfe eines Entsafters zu Saft verarbeitet. Dieser hochkonzentrierte Pflanzensaft sollte teelöffelweise eingenommen werden. Starte mit einem Teelöffel am Tag und steigere dich langsam. Alternativ kannst du den Giersch zusammen mit Äpfeln, Möhren, Sellerie, Grapefruit und Ingwer zu Saft verarbeiten und täglich ein kleines Glas davon trinken. So eine Frischsaftkur ist sehr kraftvoll und sollte nicht länger als 4 Wochen dauern.

Veilchen – zart & fein (Monate: März + April)

Klein, zart und duftend erscheint das Veilchen im Frühling plötzlich an feuchten halbschattigen bis sonnigen Wiesen, Wegen und manchmal im Gebüsch. Die lila Blüten strahlen in der Frühlingssonne. Trotzdem ist das Veilchen ein Symbol der Bescheidenheit. Vielleicht weil es seine Schönheit gerne zwischen Gundermannblättern und Grashalmen versteckt, so dass man es oft erst auf den zweiten Blick sieht. Berühmt ist das Veilchen für seinen Duft, dass es sogar danach benannt wurde. Der lateinische Name *Viola odorata* weist darauf hin: »Odorata« heißt übersetzt »wohlriechend«. Den Blüten entströmt ein warmer, unverwechselbarer Duft. An Regentagen beginnen die gesammelten Blüten erst zu Hause zu duften. Allerdings gibt es auch eine Veilchenart, die keinen Duft verströmt – das Hundsveilchen. Seine Blütenfarbe ist ein etwas helleres Lila. Es können beide Veilchenarten verwendet werden.
Violett blühende Pflanzen galten in der Volksheilkunde als Heilmittel gegen Melancholie, Veilchen wurden daher gerne verwendet, um die Schwere und Dunkelheit des Winters aus Körper und Seele zu vertreiben. Tatsächlich

So begleitet dich das Veilchen durch deine Detox-Tage

→ Sammle die geschmackvollen frischen Blätter und Blüten und ergänze deinen Salat damit so oft, wie es geht. Sie liefern viele Mineralstoffe und Ascorbinsäure – einen Teil des Vitamin-C-Komplexes, der für unseren Körper und das Immunsystem so wichtig ist.

→ Koche dir einen Veilchenblütentee und genieße die wohltuende Wirkung der Blüten auf deine Atmungsorgane. Atme den Veilchenduft ein und lade die Leichtigkeit des Frühlings in dein Leben.

→ Stelle ein Veilchen-Oxymel her und trinke es regelmäßig während der Detox-Tage im Frühling.

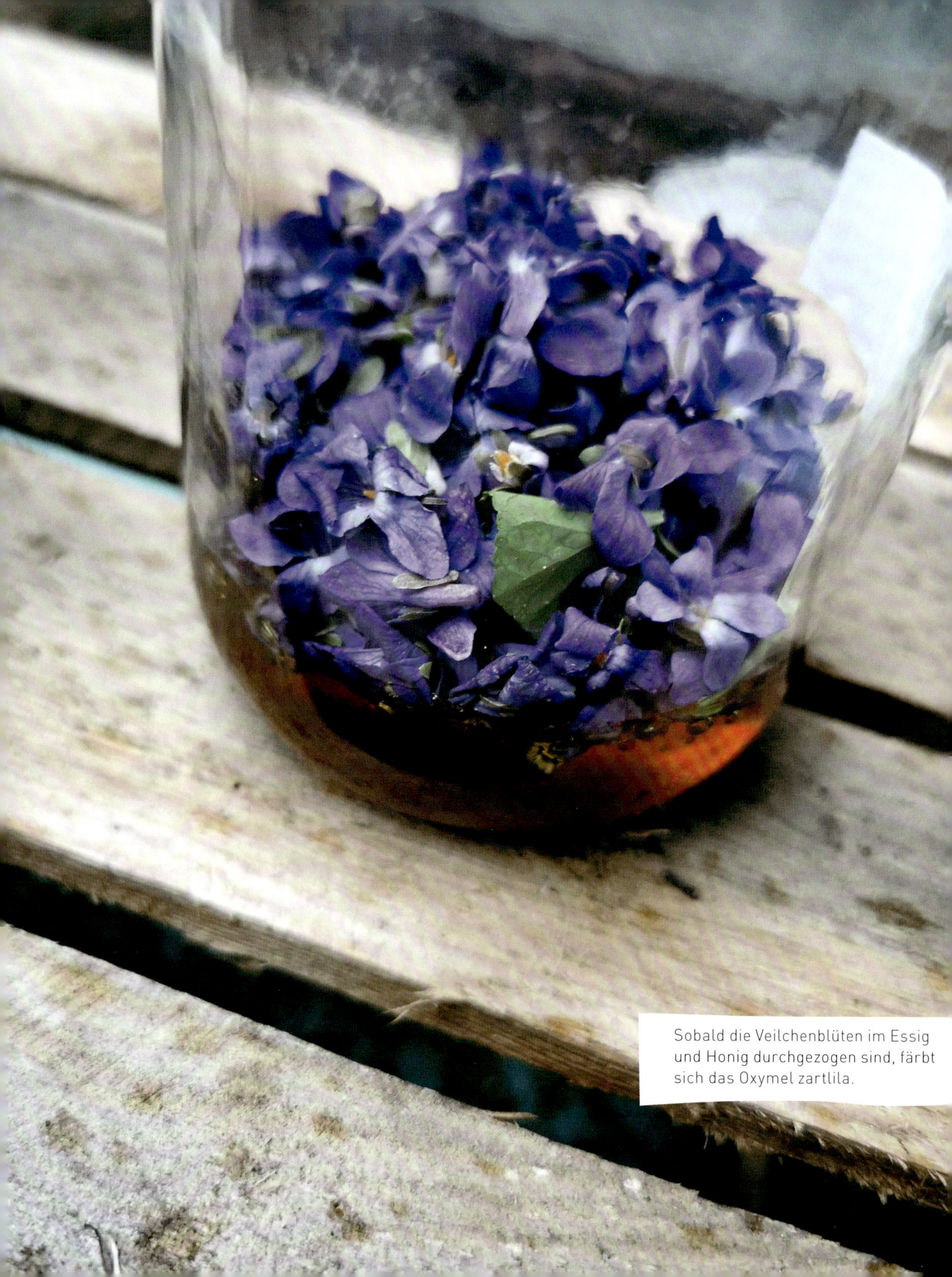

Sobald die Veilchenblüten im Essig und Honig durchgezogen sind, färbt sich das Oxymel zartlila.

hüpft mein Herz jedes Mal vor Freude, wenn ich im Frühling die ersten Veilchen sehe. Die Blüten sind in zahlreichen Teemischungen zu finden. Hildegard von Bingen empfahl sie, um das Herz und die Lungen nach emotionaler Verletzung zu öffnen und Trauer und Schmerz zu lindern.

Wer schon einmal ein Veilchen gekostet hat, kann sich sicherlich an den süßen, umhüllenden Geschmack erinnern. Veilchen enthalten neben ätherischen Ölen auch Schleimstoffe und Saponine. Das macht sie zu einem besonderen Kräftigungsmittel für die Schleimhäute. Bei trockenem Husten legen sich die Schleimstoffe wie ein schützender Film über die gereizten und schmerzenden Schleimhäute und lindern Entzündungen. Das Veilchen hilft, dicken Schleim in den Lungen zu lösen und nach draußen zu transportieren. Es ist sehr gut geeignet für den Husten, den man sich am Ende des Winters eingefangen hat und jetzt nicht mehr loswird. Der regelmäßige Tee aus den Blüten und Blättern mit etwas Honig gesüßt und täglich einige frische Blättchen im Salat unterstützen den Körper und schenken ihm die luftige Leichtigkeit des Frühlings.

Auch wenn die Veilchen so klein und zart erscheinen, sind sie doch kraftvoll in ihrer Wirkung. Neben dem beruhigenden Effekt auf die Schleimhäute regt das Veilchen die Ausleitung und Reinigung der Lymphe kräftig an. Die herzförmigen Blätter sind reich an Mineralstoffen und Ascorbinsäure. Sie können Salate aromatisch bereichern. Ähnlich wie das verwandte Stiefmütterchen aktiviert das Veilchen den Hautstoffwechsel und wird bei Pickeln und Ausschlägen innerlich und äußerlich angewendet. Der wohlschmeckende Tee kann auch als Gesichtswasser verwendet werden, und ein Veilchenöl-Auszug pflegt raue Haut wieder sanft und geschmeidig. Auch Hildegard von Bingen hat das Veilchen beschrieben. Es gibt eine wunderbare Veilchen-Salbe nach ihrem Rezept, das zur Behandlung von schmerzenden Narben empfohlen wird. Bei regelmäßigem Gebrauch soll sie sogar verhärtetes und schmerzendes Narbengewebe langsam auflösen und regenerieren können. Das kleine Veilchen, das uns zur Frühlings-Tagundnachtgleiche mit seinen Blüten beschenkt, gehört unbedingt in die Detox-Kur im Frühling!

Veilchen-Oxymel

Ein Oxymel ist eine sehr alte und traditionelle Art und Weise, Kräuter in Apfelessig und Honig auszuziehen. Dieser Auszug wirkt ausleitend, aktivierend, unterstützt die Darmflora und vertreibt Husten und trübe Stimmung.

Zutaten

* 1 Schraubglas (z. B: ein Honigglas)
* Veilchenblätter und Blüten
* 1 Teil Bio-Apfelessig
* 1 Teil Imkerhonig

Zubereitung & Anwendung

Fülle dein Schraubglas zur Hälfte mit frischen Veilchenblüten und geschnittenen Blättern. Vermische nun Apfelessig und Honig zu gleichen Teilen und übergieße die Veilchen damit. Verschließe das Glas und schüttle ordentlich, bis sich der Honig komplett gelöst hat. Lasse den Ansatz an einem warmen Ort für 1 bis 4 Wochen ziehen und seihe ihn anschließend durch ein Sieb ab. Anschließend kannst du das Veilchen-Oxymel in eine schöne Flasche füllen und beschriften, denn es ist fertig.

Trinke 1–3-mal täglich je 1–2 EL Oxymel in 1 Glas Wasser verdünnt. Das Oxymel hält sich gekühlt 6 Monate.

Diese Kräutertees eignen sich zusätzlich im Frühling

- Birkenblätter – aktivieren die Ausscheidung über die Nieren und die Haut
- Löwenzahn – unterstützt mit seinen Bitterstoffen die Leber
- Schafgarbe – ist ebenfalls eine wichtige Leberpflanze. Sie schmeckt aromatisch-bitter

DEINE FRÜHLINGS-RITUALE

Nutze die Stimmung des Frühlings für deine Detox-Zeit! Lasse dich wie die Pflanzen und Tiere von der Sonne wachkitzeln und verbringe Zeit an der frischen Luft. Sei achtsam bei deinen Spaziergängen und schaue der Natur beim langsamen Erwachen zu. Wann sprießt das erste Grün? Welche Vögel nisten in deiner Umgebung? Kannst du ihren Gesang erkennen? Erkunde die Schönheit und Vitalität der erwachenden Natur mit allen Sinnen. Einige Anregungen und Rezepte findest du im diesem Kapitel.

Lass dich vom Frühlingsgrün unterstützen!

Zu keiner anderen Jahreszeit gehört die Farbe Grün so sehr wie zum Frühling! Grün verkörpert Lebendigkeit, Neuanfang und Frische – genau das, was wir uns von einer Detox-Kur erhoffen. Diese Farbe kann dich bei deinen Zielen unterstützen. Darum starte den Frühling oder deine Detox-Kur mit einem »grünen Tag«. Trage ein grünes Kleidungsstück, nimm grüne Speisen zu dir oder verbringe einen Tag im Grünen. Besonders gut geeignete Tage dafür sind der Gründonnerstag, die Frühlings-Tagundnachtgleiche am 21. März oder auch Walpurgis am 30. April.

Achtsam sein

Sobald zehn Gänseblümchen unter eine Fußsohle passen, ist der Frühling da! So lautet ein Sprichwort. Nicht nur Gänseblümchen, auch Veilchen und Schlüsselblumen schmücken im Frühling die Landschaft und schenken uns Freude. Nutze einen sonnigen Frühlingstag, um einmal barfuß über eine Wiese zu spazieren. Mache dies besonders achtsam und in einem langsamen Tempo.

Anleitung für einen Barfuß-Spaziergang

Entdecke die Wiese heute mal mit deinen Füßen – spüre die Pflanzen unter deinen Fußsohlen, nimm Kontakt mit der Erde auf. Wie fühlt sich der Boden an? Ist er hart oder weich? Kalt oder warm? Finde mindestens zehn Adjektive, die ihn beschreiben. Wie viele Gänseblümchen wachsen heute unter deinem Fuß? Notiere deine Beobachtungen!

Deine Lebenskraft wecken

Im Frühling kitzelt die Sonne die Natur wach. Die Vögel zwitschern, und die Pflanzen treiben grüne Blätter aus. Sobald es wärmer wird, Regen und Sonne Hand in Hand gehen, explodiert mein Vorgarten, und ich freue mich über regelmäßige Besuche von Bienen, Hummeln und Co.

Mache es dir gemütlich und nimm dir etwas Zeit. Vielleicht hast du sogar einen Platz in der Natur, den du dafür nutzen kannst. Du

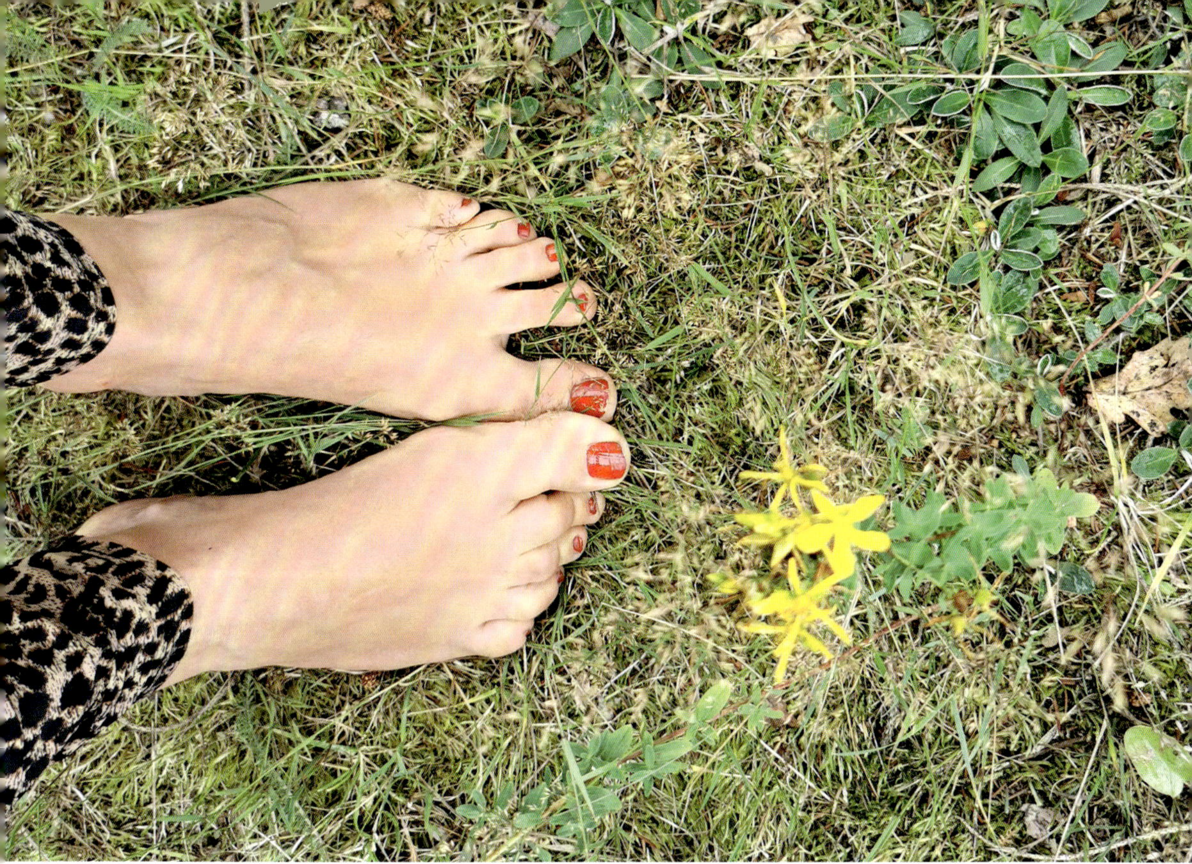

Wann bist du das letzte Mal barfuß über eine Wiese gelaufen?

kannst diese Meditation zum Frühlingsstart im März durchführen oder auch gerne regelmäßig wiederholen, bis du dich mit der Kraft des Frühlings verbunden fühlst.

Anleitung für eine Meditation

Schließe deine Augen und stelle dir deine Lebenskraft vor, wie sie als kleiner Samen in deinem Solarplexus schlummert. Sie wartet nur darauf, von der Sonne wachgekitzelt zu werden. Sieh, wie die Sonne deinen Samen weckt und wie sich ein erster kleiner Spross wie eine Antenne herausstreckt. Langsam wird dieser größer und eine kleine Pflanze entsteht. Braucht deine Pflanze etwas Pflege oder Wasser? Kümmere dich liebevoll um sie und schau ihr weiter zu. Die Sonne schenkt euch ausreichend Energie und Lebensfreude, damit sie sich in eine kraftvolle Pflanze mit großen Blättern verwandelt. Tanke die Wärme der Sonne und spüre, wie sie jede deiner Zellen neu belebt und deine Lebenskraft-Pflanze immer stärker werden lässt. Je kräftiger deine Pflanze ist, umso leichter fällt dir der Neustart im Frühling. Genieße diesen Moment der Verbundenheit mit der erneuernden Kraft des Frühlings und bedanke dich bei der Sonne für ihre wärmenden und energievollen Strahlen, die deine Lebensenergie stärken und dich aktiver werden lassen. Dann atme noch einmal tief durch und öffne wieder die Augen.

DETOX-REZEPTE – DEINE DETOX-KUR IM FRÜHLING

Der Frühling ist lebendig, leicht und voller Euphorie. Die ersten Kräuter, die ab März schon draußen sprießen, stecken voller Lebenskraft. Sie liefern uns eine Fülle von Mineralstoffen, Vitaminen und Antioxidantien. Das üppige Frühlingsgrün gehört jetzt unbedingt auf den Teller! Grün ist eine Wohltat für die Augen und steht für Fruchtbarkeit, Neubeginn, Leben und Hoffnung. Der tägliche Genuss von Wildkräutergerichten mit Giersch, Brennnessel, Löwenzahn und Scharbockskraut bringt den Schwung, den wir für den Start in die fröhlich-aktiven Monate des Jahres benötigen.

Teemischung, um die Lebendigkeit des Frühlings zu spüren

Brennnessel, Löwenzahn, Gänseblümchen, Veilchen – diese Frühlingskräuter strotzen vor Kraft und ermuntern dich, die Lebendigkeit des Frühlings zu spüren. Trinke die Mischung täglich während deiner Detox-Tage, sie fördert die Ausleitung und regt die Entgiftung über die Leber, die Niere und die Haut an. Brennnessel und Löwenzahn sind mit ihrer unbändigen Lebenskraft gute Begleiter für den Frühlingsstart. Denn auch sie erwachen jetzt zu neuem Leben und treiben junge Blätter. Beide liefern reichlich Mineralstoffe und wirken basisch. Die Bitterstoffe des Löwenzahns aktivieren zudem die Leber. Gänseblümchen und Veilchenblüten sind kleine bunte Aufmunterungen, den Frühling auch in seiner Farbenpracht zu genießen. Diese Kräuter und Blüten regen sanft den Stoffwechsel an und unterstützen die Ausleitung. Bereite dir 3 bis 4 Tassen dieses Tees täglich frisch zu und trinke ihn über den Tag verteilt.

Zutaten

1 Teil Brennnessel * 1 Teil Löwenzahn * 1 Teil Gänseblümchen * 1 Teil Veilchenblüten und -blätter

Zubereitung & Anwendung

- > Die Kräuter trocknen, mischen und anschließend kühl, trocken und lichtgeschützt lagern.
- > Für einen Tee: Maximal 1 EL getrocknetes Kraut mit 250 ml kochendem Wasser übergießen und zugedeckt 20 Minuten ziehen lassen. 3-mal täglich 1 Tasse zubereiten und trinken.

Porridge mit Erdbeeren und Blütenpollen

Haferflocken sind unglaublich nährend für den Körper und das Nervensystem. Buchweizen schmeckt angenehm nussig – es ist übrigens kein Getreide und darum glutenfrei. Er liefert ebenso viele Mineralien wie der Hafer. Zusätzlich enthält der Buchweizen einen Stoff namens Rutin, der die Gefäßwände sta-

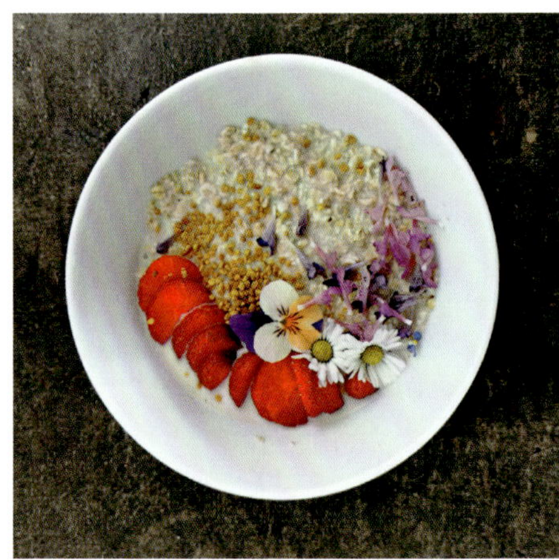

Blütenkonfetti zaubert gute Laune auf den Teller.

bilisiert und festigt. Leider ist der Buchweizen etwas in Vergessenheit geraten. Die Blütenpollen gelten als wertvolles Kräftigungsmittel, denn auch sie enthalten Aminosäuren, Spurenelemente und Vitamine. Ich mag ihren besonderen, leicht süßlich-blumigen Geschmack. Wer eine Pollenallergie hat, sollte mit der Einnahme von Blütenpollen allerdings vorsichtig sein!

Zutaten (1 Portion)
4 EL zarte Haferflocken und Buchweizenflocken gemischt * 100 ml Pflanzenmilch deiner Wahl * 2 Erdbeeren * 2 TL Blütenpollen * Etwas Vanille nach Belieben * Einige kleine essbare Blüten zum Dekorieren (z. B. Taubnessel, Gundermann oder die gelben Zungenblüten vom Löwenzahn)

Zubereitung
> Die Milch erwärmen und über die Flocken gießen, 10 bis 15 Minuten ziehen lassen.
> In der Zwischenzeit die Erdbeeren waschen, klein schneiden und zusammen mit den Blütenpollen und den essbaren Blüten anrichten.

Grüner Frühlings-Smoothie

Im Frühling liebe ich grüne Smoothies! Bei meinen Spaziergängen sammle ich dafür immer mit viel Freude eine Handvoll zarter Wildkräuter. Die Kombination aus Gemüse, Obst und frischen Wildkräutern ist unglaublich lecker, und es sind so viele verschiedene Varianten möglich. Sellerie und Orange ergänzen sich perfekt und schmecken zusammen fruchtig und frisch. Brennnessel und Giersch liefern eine Extraportion Mineralien und Vitamine und kurbeln den Stoffwechsel ordentlich an.

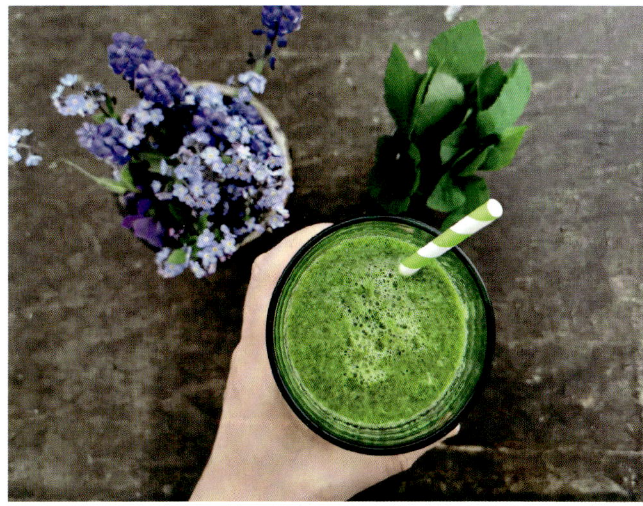

Aus der Fülle an Wildkräutern im Frühling stelle ich gerne grüne Smoothies her.

Zutaten (1 Portion)
1 Handvoll Brennnessel und Giersch (gemischt) * 1 Stange Sellerie * 1 kleine Saftorange * Etwas Zitronensaft * 150 ml Wasser * Ingwer bei Bedarf

Zubereitung & Anwendung
> Im Mixer alles fein pürieren. Wenn du den Smoothie nicht so dick magst, kannst du einfach mehr Wasser dazugeben. Dieser Smoothie eignet sich als grüner Start in den Tag. Ich trinke ihn im Frühling über mehrere Wochen regelmäßig.

Ofen-Spargel mit Giersch-Hanf-Pesto

Spargel ist für mich das Frühlingsgemüse schlechthin. Sicherlich auch, weil er mich an den Spargelacker meiner Großmutter erinnert. Ich durfte als Kind abends gelegentlich die Spargelreihen abwandern, um die Stangen zu ernten. Ich denke dabei an den würzigen

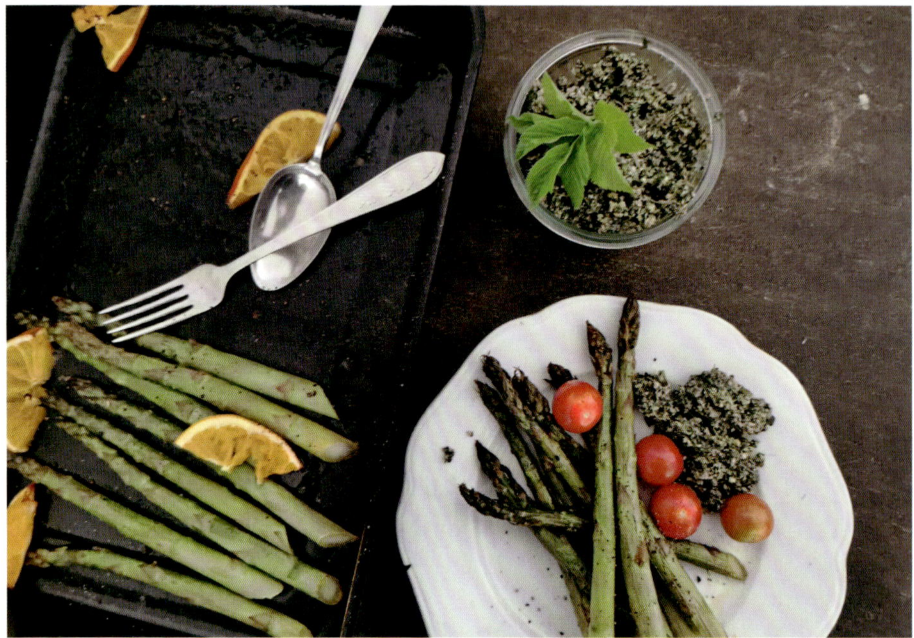

Grüner Spargel schmeckt etwas aromatischer als sein weißer Bruder.

Geruch, der vom benachbarten Kiefernwald herüberwehte, an den warmen Sand zwischen meinen Fingern und meinen Stolz über meinen Ernteerfolg. Natürlich gab es bei meiner Oma Spargel eher in traditionellen Kombinationen. Dennoch ist der Spargel sehr wandelbar! Grüner Spargel aus dem Ofen ist eine ganz einfache und schnelle Variante – denn der Spargel muss nicht geschält werden. Giersch gibt es im Frühling auch in großen Mengen, sodass sich dieses gesunde Frühlingskraut für die Verarbeitung zu einem Pesto geradezu anbietet.

Zutaten (2 Portionen)

Für den Ofen-Spargel:
500 g grüner Spargel * 1 Bio-Orange * etwas Olivenöl * Salz, Pfeffer

Für das Pesto:
1 Handvoll Giersch * 4 EL Walnusskerne * 2 EL geschälte Hanfsamen * Olivenöl * Zitronensaft * Salz, Pfeffer

Zubereitung

> Heize den Ofen auf 200 Grad (Umluft) vor.
> Wasche den Spargel und schneide die holzigen Enden ab. Grüner Spargel muss nicht geschält werden. Lege ihn anschließend in eine Auflaufform.
> Nun wäschst du die Bio-Orange und halbierst sie. Eine Hälfte schneidest du in Scheiben und gibst sie zum Spargel in die Auflaufform.
> Für die Marinade mischst du den Saft der anderen Orangenhälfte mit Olivenöl, Salz und Pfeffer, anschließend gießt du die Ma-

rinade über den Spargel. Jetzt backst du den Spargel für 10 bis 15 Min bei 200 Grad (Umluft) im Ofen.

> In der Zwischenzeit den Giersch gründlich waschen und abtropfen lassen. Die Walnusskerne in einer Pfanne ohne Fett rösten, bis sie gut duften. Nun den Giersch mit den Walnusskernen, etwas Zitronensaft, Salz, Pfeffer und Öl zu einer cremigen Masse mixen. Anschließend noch die geschälten Hanfsamen unterrühren und nochmals abschmecken.

> Der warme Ofenspargel schmeckt mit diesem Pesto besonders lecker. Gut passen dazu auch frische Tomaten.

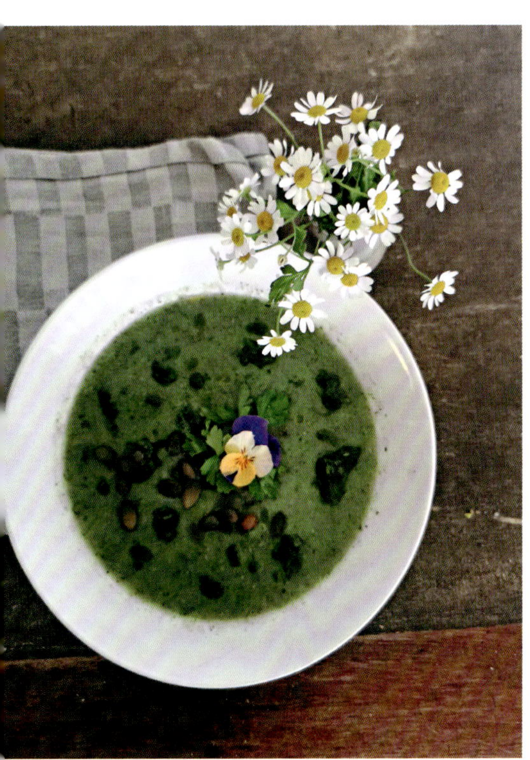

Mal was anderes: Brennnesselsuppe

Brennnessel-Kohlrabi-Suppe mit Kürbiskernen

Grüne Wildkräutersuppen gehören für mich im Frühling einfach dazu. Ich versuche, die ersten Kräuter so viel wie möglich in abwechslungsreichen Varianten auf den Teller zu zaubern. Sie liefern so viele Vitalstoffe und unterstützen den Stoffwechsel im Frühling optimal. Dieses grüne Süppchen eignet sich als Vorspeise für 4 Personen oder auch als Hauptgang für 2 Personen. Ich mag besonders die grüne Farbe! Außerdem habe ich Pastinaken verwendet, die den herben Wildkräutern eine milde Süße entgegensetzen. Wer Pastinaken nicht mag, kann auch mildere Petersilienwurzeln verwenden.

<u>Zutaten (2 bzw. 4 Portionen)</u>

2 Kohlrabis * 2 Pastinaken * 1 Handvoll Brennnessel und Scharbockskraut (ersatzweise Petersilie) * 1 Strauß Bärlauch * Olivenöl * Kürbiskerne * Salz, Pfeffer, Muskat, Butter und Zitrone zum Abschmecken

<u>Zubereitung</u>

> Das Gemüse schälen, in Stücke schneiden, mit etwas Wasser zum Kochen bringen und so lange köcheln, bis es weich ist.

> In der Zwischenzeit den Bärlauch waschen und klein schneiden. Ich vermische ihn mit etwas Salz und Öl in einer Schüssel und lass ihn etwas ziehen.

> Die Kürbiskerne röste ich nun vorsichtig in einer Pfanne ohne Fett, bis sie eine goldige Farbe bekommen und nussig duften.

> Sobald das Gemüse weich ist, püriere ich es und schmecke die Suppe mit Salz, Pfeffer, geriebenem Muskat und etwas Zitrone ab. Ich rühre gerne noch 1 EL Butter unter, weil ich den Geschmack so liebe.

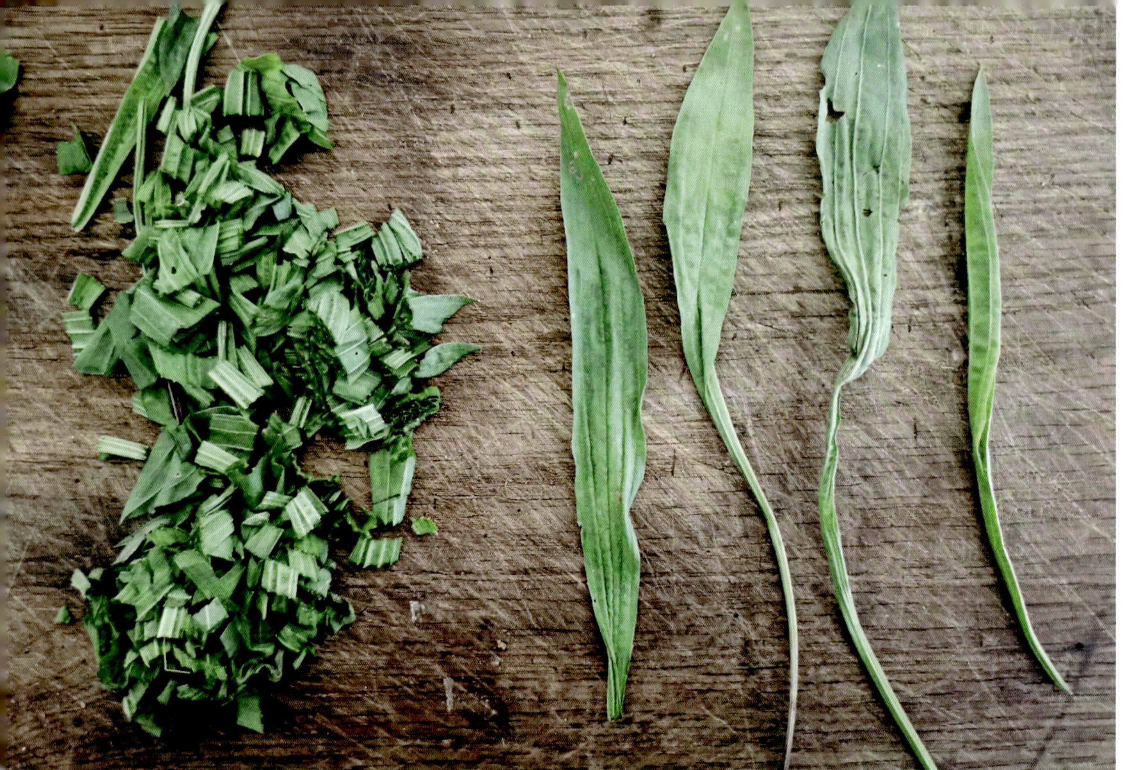

Die Blätter des Bärlauchs passen wunderbar in einen frischen Frühlingssalat. Aber aufpassen: Verwechslungsgefahr mit dem giftigen Maiglöckchen!

> Zum Servieren gebe ich die Suppe auf den Teller und beträufele sie mit dem Bärlauchöl (inklusive Blättern). Zum Schluss streue ich die duftenden Kürbiskerne darüber. Wer hat, kann natürlich mit kleinen essbaren Blüten dekorieren.

Wilde Würzmischung für Salate

Mit dieser Würzmischung kannst du deine Frühlingssalate und Gemüsegerichte aufpeppen oder auch herumexperimentieren. Verwende sie in deinen Lieblingsrezepten anstelle von Salz oder probiere das Rezept für die Brennnessel-Kohlrabi-Suppe damit aus.
Du kannst die Kräuter auch mit getrockneten Blüten von Veilchen, Gänseblümchen oder Roter Taubnessel ergänzen. Dann wird deine Salzmischung ein bisschen bunter.

Zutaten

1 Teil getrocknete Frühlingkräuter *
1 Teil Steinsalz oder Meersalz

Zubereitung & Anwendung

> Sammle an einem trockenen Tag und an einem sauberen Ort die jungen Blätter und Blüten von Giersch, Gundermann, Veilchen, Vogelmiere und Schafgarbe.
> Lege sie auf einem sauberen Küchentuch an einem warmen, schattigen Platz ein paar Tage zum Trocknen aus. Die Blätter rascheln, wenn sie fertig sind.
> Nun kannst du sie zerbröseln, mit etwas Salz und frisch gemahlenem Pfeffer mischen und luftdicht verschlossen aufbewahren – so ist sie 12 Monate lang haltbar.

Pflanzensteckbriefe

Veilchen

Name *Viola odorata*
Standort Feuchte Wiesen und gerne unter Hecken, schattig, halbschattig
Aussehen herzförmige Blätter, lila Blüten mit starkem Duft
Inhaltsstoffe Saponine, ätherische Öle, Vitamin C
Anwendung schleimlösend bei Husten, blutreinigend, entgiftend, unterstützt die Frühlingkur
Sammeln Blätter und Blüten im März und April
Verwendete Pflanzenteile Blüten und Blätter

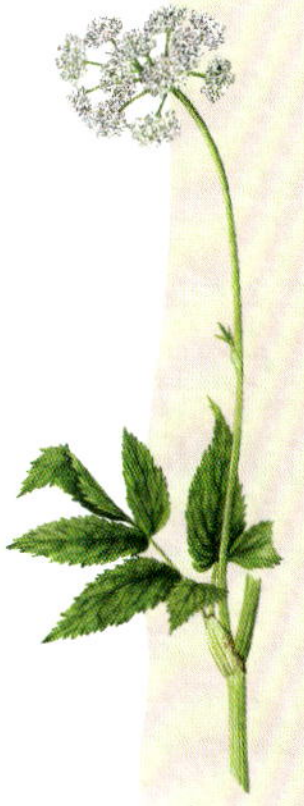

Giersch

Name *Aegopodium podagraria*
Standort unter Hecken, im Beet
Aussehen grüne Blätter im Frühling, weiße Doldenblüte (ca. 50 cm hoch)
Inhaltsstoffe Flavonoide, Saponine, Vitamin C, Kalium, ätherische Öle
Anwendung ausleitend bei der Frühlingskur, entgiftend, antirheumatisch, entzündungshemmend bei Beschwerden des Bewegungsapparats, allgemein kräftigend
Sammeln junge Blätter in März und April, Blüten im Mai, an gemähten Stellen können bis in den Herbst junge Blätter geerntet werden
Verwendete Pflanzenteile Blüten und Blätter

Brennnessel

Name *Urtica dioica*
Standort folgt dem Menschen, Brachland, Wegränder, überdüngte Böden
Aussehen aufrecht, bis 180 cm hoch, rot anlaufende Stängel, die gesamte Pflanze ist mit Brennhaaren überzogen
Inhaltsstoffe Chlorophyll, Eisen, Kalium, Kieselsäure, Histamin
Anwendung ausleitend bei der Frühlingskur, entgiftend, antirheumatisch, entzündungshemmend bei Beschwerden des Bewegungsapparats, nervenstärkend
Sammeln junge Blätter in März und April, Samen ab August, Wurzeln im September und Oktober
Verwendete Pflanzenteile junge Blätter, Samen, Wurzeln

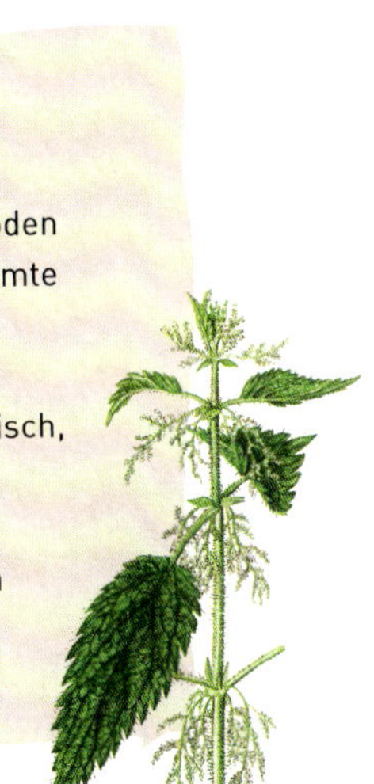

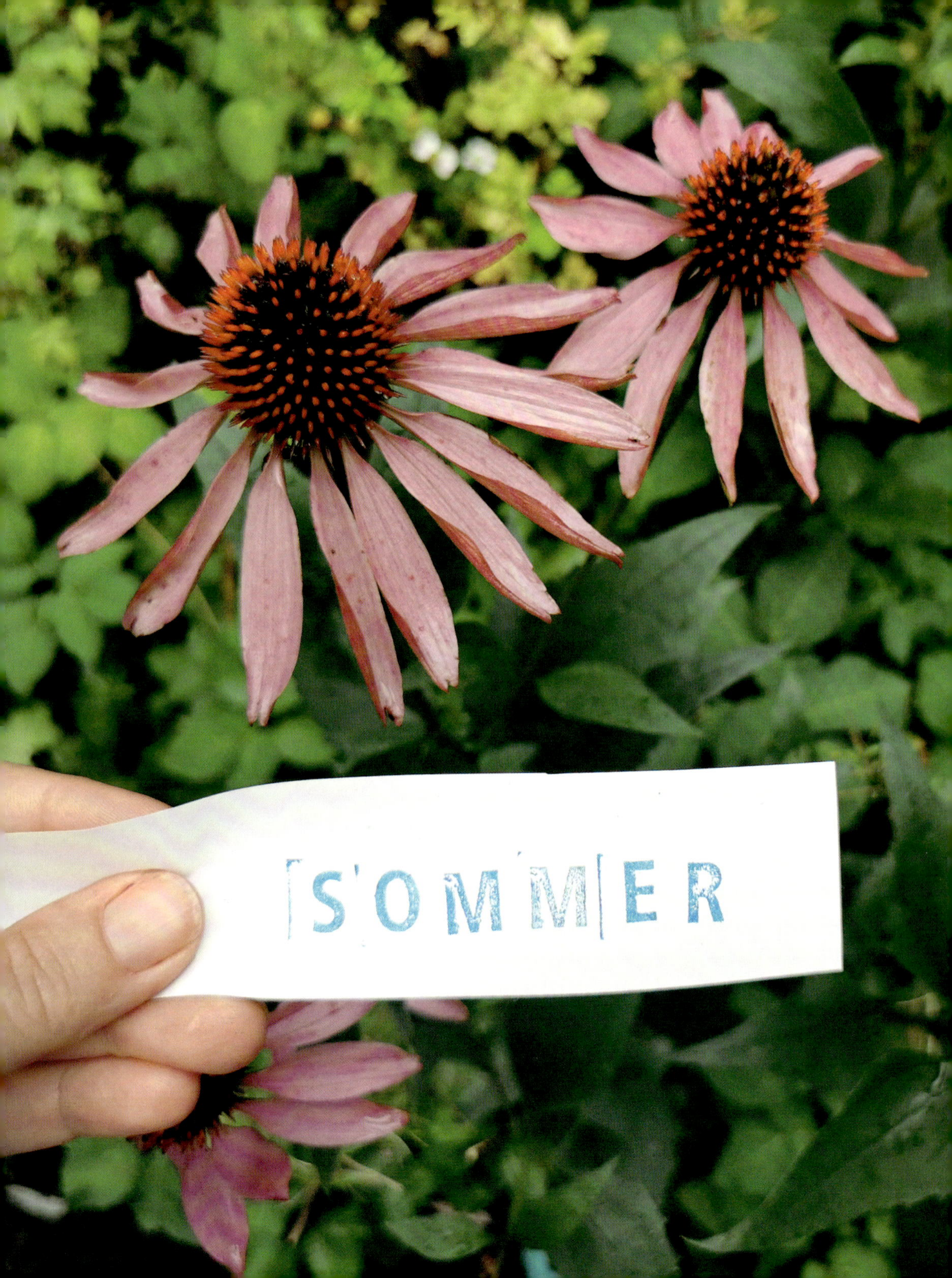
SOMMER

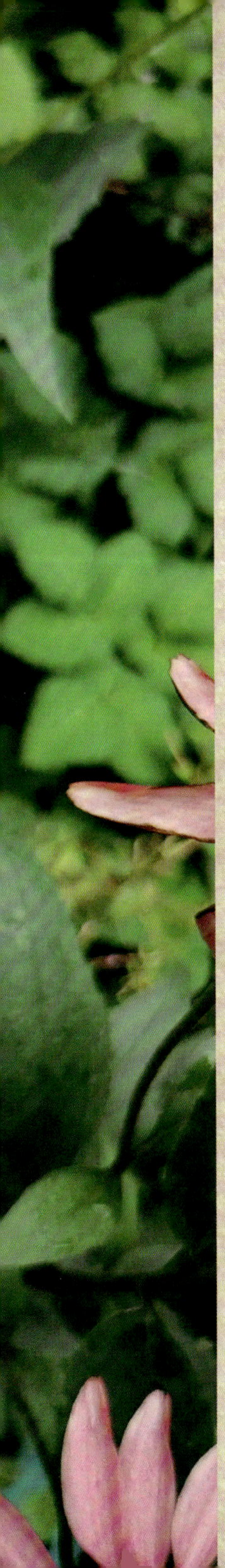

Sommer

LEBENSFREUDE, KRAFT UND FÜLLE

Morgentau kitzelt die Fußsohlen.
Bücherberge voller Geschichten warten
in der Hängematte.
Zeit schmilzt wie Erdbeereis in
der Sommerhitze, und
Regenschauer hinterlassen buntes
Blütenkonfetti im Garten.

Sommer

DIE NATUR AM HÖHEPUNKT IHRER ENTFALTUNG

Mit dem Beginn des Sommers am 21. Juni feiern wir den längsten Tag des Jahres, danach werden die Tage auch schon wieder kürzer. Dennoch versprechen die kommenden Wochen warme Tage, wohlige Sonne und die Ferienzeit mit dem Sommer-Lotterleben im Gepäck.

Es ist die Zeit für kleine oder große Reisen, gemeinsame Picknicks mit Freunden am See, Büchermomente in der Hängematte, unterwegs zu sein und Neues zu erkunden oder einfach mal die Seele baumeln zu lassen. Die Sommersonne lässt Erdbeeren, Himbeeren und Brombeeren reifen und taucht die Getreidefelder in ein goldiges Gelb. Die Pflanzen des Sommers sind eng mit der Kraft der Sonne verbunden. Die Sonne steht für Licht, Hitze und Feuer. Ohne sie wäre kein Leben auf der Erde möglich. Außerdem gibt sie uns wichtige Rhythmen vor, bestimmt den Wechsel von Tag und Nacht und beeinflusst maßgeblich die Jahreszeiten. Die Sonne steht ebenso für Lebenslust, feuriges Temperament, Geselligkeit und Liebe. Sommerpflanzen nehmen diese Kräfte mit den Sonnenstrahlen auf und verwandeln sie in

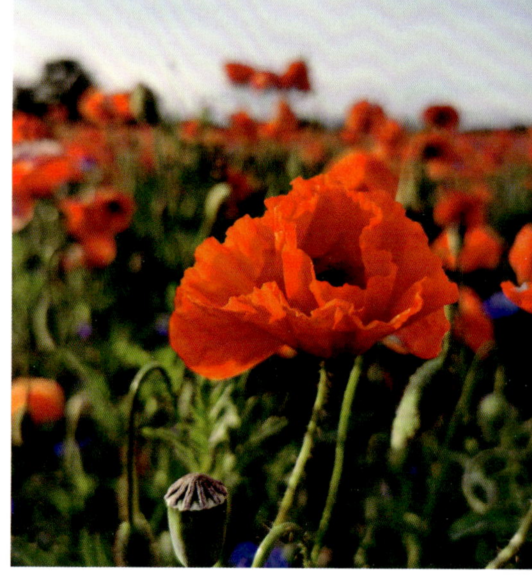

Roter Klatschmohn und Kornblume leuchten im Sommer an Getreidefeldern um die Wette.

eine Vielzahl duftender ätherischer Öle und anderer spannender Inhaltsstoffe. Der Sommer liefert uns also eine Fülle an aromatischen Kräutern!
Minze, Thymian, Lavendel, Rosmarin, Melisse, Estragon, Petersilie, Kerbel, Schnittlauch und Bohnenkraut bereichern jetzt die Gemüseküche, kitzeln den Gaumen und aktivieren das Verdauungsfeuer. Der Duft von sommerlichem Labkraut, Rosenblüten oder Zitronenmelisse wirkt stimmungsaufhellend und bringt die Fröhlichkeit des Sommers mit sich.
Um Johanni und den längsten Tag des Jahres am 21. Juni wird der Wendepunkt des Sommers gefeiert. Blumenkränze, Sonnenwendgürtel aus Beifuß und Holunderblütenlimonade gehörten früher ebenso zu diesem Fest wie das Johanniskraut. Diese Pflanze hat eine ganz besondere Beziehung zum Sonnenlicht, steht es doch an den sonnigsten Standorten und speichert das Licht in Form von Hypericin – einem natürlichen Stimmungsaufheller. Trinken wir im Winter Johanniskrauttee, kann dieser die Lebensfreude und Seelenwärme des Sommers herbeizaubern. Nicht umsonst wird diese Pflanze gerne bei Winterdepressionen verwendet.
Am 15. August, an Mariä Himmelfahrt, wird die Kräuterweihe gefeiert, ein alter christlicher Brauch, der bis ins 9. Jahrhundert zurückreicht. An diesem Tag wird ein Strauß mit einer bestimmten Anzahl an Kräutern mit in die Kirche genommen. Diese neun, zwölf, vierundzwanzig oder sogar neunundneunzig Kräuter werden geweiht und sollen als »Kräuterbüschel« Ausdruck des Wirkens und der göttlichen Kraft in unserem Leben und auf Erden sein. Der Kräuterstrauß war schon in vorchristlicher Zeit ein wichtiger Bestandteil der Volksmedizin. Im Mittelalter wurde er dann in die christlichen Ritaule integriert. Auf dem Hausaltar stand er bereit, wenn Unheil drohte oder ein Familienmitglied erkrankte. Dann wurden die Kräuter zu Tee verarbeitet oder auf den Herd gestreut,

Die Sommerstimmung für deine Detox-Tage nutzen

- → Genieße die sommerliche Fülle von frischem, regionalem Obst und Gemüse und integriere sie in deinen Detox-Speiseplan – für würzige Salate, abwechslungsreiche Gemüsegerichte und Suppen. Mit frischer Minze, Rosmarin oder Basilikum und Gurke, Melone oder Orange lassen sich Getränke zaubern, die an heißen Sommertagen besonders erfrischend sind.
- → Nutze die Hitze der sommerlichen Tage, um die Seele baumeln zu lassen. Egal ob am See, in der Hängematte, mit einem Buch oder mit Blick in die Wolken: Die heißen Sommertage fordern zur Entschleunigung heraus. Es sind oft die Langsamkeit und Langeweile, die der Seele Erholung schenken für neue bunte Ideen und frische Tatkraft.
- → Sammle duftende Kräutersträuße im Frauendreißiger zwischen Mitte August und Mitte September.
- → Zeichne Kräuter oder (Heil-)Pflanzen, die in deiner Umgebung wachsen, oder presse frische Pflanzen, die du bei Spaziergängen findest. Sammle bunte essbare Blüten wie Ringelblumen, Rosenblüten und Thymianblüten und trockne sie für Blütenkonfetti. Das kannst du als kleine sommerlich-aufmunternde Farbtupfer über dein tägliches Essen streuen oder trübe Tage damit verschönern.

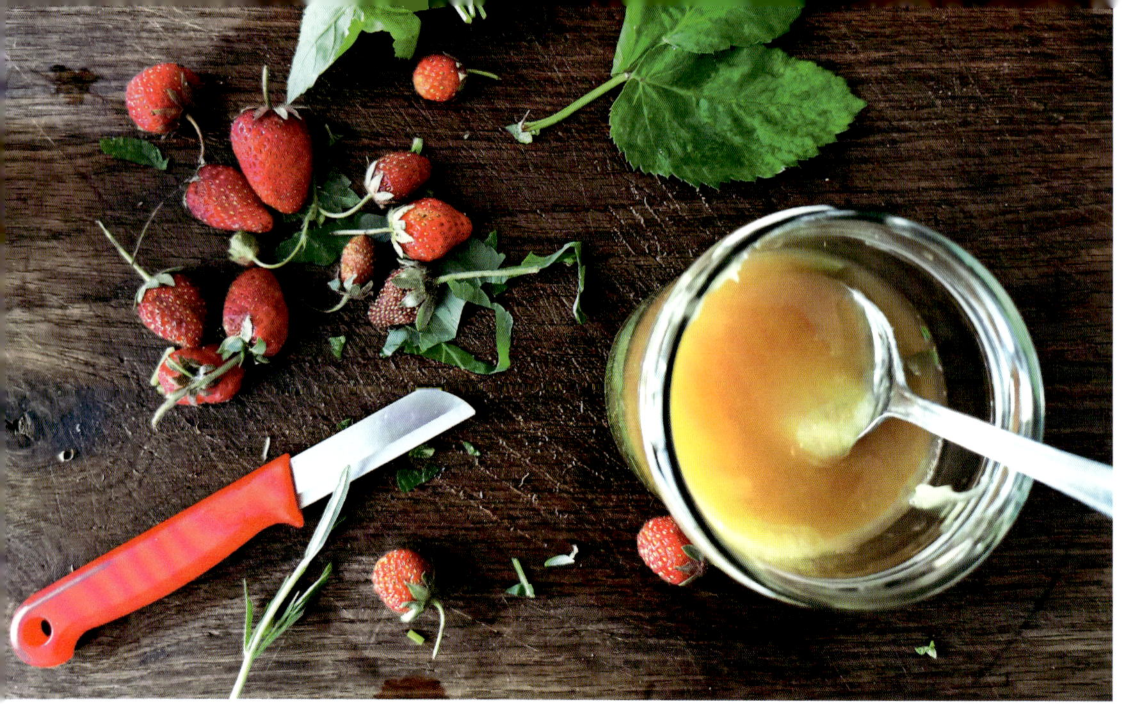

Im Sommer ist Erdbeerzeit. Am besten direkt vom Strauch in den Mund genießen – lecker!

um das Unheil abzuwenden. Außerdem beginnt mit Mariä Himmelfahrt der Frauendreißiger. So werden die letzten 30 Tage genannt, an denen noch Kräuter gesammelt werden. Tatsächlich haben die Pflanzen ab Mitte September nicht mehr viel Kraft in den Blättern. Es werden dann nur noch Früchte, Samen und Wurzeln geerntet. Ich nutze die besonderen Tage wie Mariä Himmelfahrt oder die Sommersonnenwende besonders gerne zum Sammeln von Heilpflanzen. Dabei entstehen fröhliches Blütenkonfetti und verschiedene Kräuterteemischungen für den Vorrat, und ich probiere immer wieder neue Rezepte aus. Gerne gönne ich mir diese kurzen Auszeiten vom Alltag und verbringe erholsame Zeit in der Natur.

Die Sommermonate laden uns ein, die Seele baumeln zu lassen. Sie umhüllen uns mit ihrer Wärme und schenken entspannte Tage und lange Nächte.

Die Sonne ist unsere wichtige Begleiterin durch den Sommer. Ihre Wärme und die langen Tage fördern sonnige Lebensfreude, entspannte Geselligkeit und auch die feurige Leidenschaft. Ich liebe es, im Sommer die Sonnenstrahlen auf der Haut zu spüren und die Nase für die vielen Aromen und Düfte zu öffnen, die die Pflanzen jetzt produzieren. Pflanzen des Sommers wirken oft wärmend und fördern die Durchblutung in den verschiedenen Körperteilen. Beliebte Kräuter und Gewürze wie Rosmarin, Pfeffer, Vanille, Zimt oder Paprika verleihen unseren Mahlzeiten nicht nur ihre wohlschmeckenden Aromen. Die ätherischen Öle dieser Pflanzen bringen Wärme in den Verdauungstrakt und aktivieren das wichtige Verdauungsfeuer. Der Begriff stammt aus dem Ayurveda und beschreibt tatsächlich die Verdauung. Ist sie aktiviert, können wir unsere Nahrung – und auch die Erlebnisse des Tages – gut verdauen.

Brennt das Verdauungsfeuer nicht ausreichend, entstehen Schlacken, die sich im Gewebe ablagern können. Körperliche Beschwerden wie Muskel- und Gelenkbeschwerden können entstehen, Wärme und Energie können nicht ausreichend im Körper verteilt werden.
Ich verwende im Sommer viele frische Kräuter, denn sie sind jetzt die Geschenke der Natur. Als aromatische Zugabe in meinen Lieblingsrezepten unterstützen sie das Verdauungsfeuer und den Stoffwechsel optimal. Viele Gewürzpflanzen sind sonnenverwöhnt und stammen ursprünglich aus dem Mittelmeergebiet oder aus den Subtropen und Tropen. Denn sie benötigen die starke Sonneneinstrahlung, um ihre vielfältigen Aromen zu bilden. Einige Würzkräuter wie Thymian, Melisse, Lavendel oder Minze haben mittlerweile auch einen Platz in unseren Kräutergärten gefunden. Auch hier benötigen sie möglichst sonnige Standorte, um ihre kräftige Würze zu entwickeln. Ansonsten sind sie oft anspruchslos und du kannst sie mühelos in einem Blumenkasten auf einer sonnigen Fensterbank selbst ziehen und regelmäßig ernten.

DIESE PFLANZEN UNTERSTÜTZEN DICH IM SOMMER

Im Kräutergarten finden wir jetzt viele aromatische Pflanzen. Mit ihren Düften machen sie einfach gute Laune. Thymian, Minze und Schafgarbe stärken das Verdauungsfeuer – jede auf ihre ganz eigene Art und Weise. Die Minze ist dabei erfrischend und kühlend, die Schafgarbe aktiviert das wichtige Entgiftungsorgan Leber und der Thymian ist als Symbol für Mut und Selbstbewusstsein eine wichtige Würzpflanze.

Thymian – klein & mutig

Sonne wärmt und malt Baumschatten auf die Wiese. Der Wind trägt würzigen Kräuterduft in meine Nase. Der Thymian ist so klein und unscheinbar, dass ich ihn oft erst mit der Nase entdecke, bevor ich ihn dann nach langem Suchen auch sehen kann. Der Geruch ist unbeschreiblich würzig und warm, wie eine aufmunternde Umarmung. Sofort möchte ich mich auf die Wiese legen und mich von diesem Duft umarmen lassen.
Es gibt viele verschiedene Thymianarten. Bei uns wächst wild an sonnigen und trockenen Standorten vor allem der *Thymus serphyllus*,

So begleitet dich der Thymian durch deine Detox-Tage

- Probiere den Thymiantee als Kaffeeersatz am Morgen. Er macht wach und wirkt anregend. Dafür verwendest du 1 TL getrockneten Thymian und überbrühst ihn mit 250 ml kochendem Wasser. Lasse den Tee 10 Minuten zugedeckt ziehen, bevor du ihn trinkst. Du kannst den Thymian auch mit Rosmarin und Mate mischen, um die Wirkung zu verstärken.
- Bist du während deiner Detox-Tage vom Alltag überfordert? Dann probiere ein entspannendes Vollbad mit Thymian.
- Besorge dir eine Thymianpflanze und stelle sie in einem Topf auf dein Fensterbrett. Wenn du mit deinen Händen über die kleine buschige Pflanze wuschelst, entströmt der Pflanze der typische würzige Thymiangeruch. Kannst du ihn riechen? Schon der Geruch wirkt auf den Körper anregend und fördert eine gesunde Verdauung.

auch Quendel genannt. Nur wenigen Zentimeter wird er hoch, seine spitzen schmalen Blättchen sind nur wenige Millimeter lang. Die lila Blüten sind in kleinen Scheinquirlen angeordnet und werden von den Bienen geliebt. Die Pflanze ist übrigens wiederkehrend und bleibt an einem Standort. Du kannst also einen Thymian im Garten oder auf die Fensterbank pflanzen und ihn regelmäßig ernten. Hast du Thymian in der Natur entdeckt, wirst du ihn an diesem Standort immer wieder antreffen. Es gibt auch weitere Thymian-Arten. Dem echten Thymian *Thymus vulgaris* wird die größte Heilkraft zugeschrieben. Er kommt wegen seiner Frostempfindlichkeit in Deutschland nicht wild wachsend vor.
Vielleicht ist der Thymian klein und unscheinbar für die Augen. Doch kann er mit seinem warm-würzigen Duft kleine Wunder vollbringen. In der Volksheilkunde wird er als »Antibiotikum des Bauern« bezeichnet. Seine ätherischen Öle wirken keimhemmend und schleimlösend, machen ihn aber auch zu einem köstlichen Gewürz.
Düfte wirken auf unsere Stimmung. Thymianduft wird eine mutmachende und stimmungsaufhellende Wirkung zugeschrieben, darum nähe ich regelmäßig kleine Thymian-Duftkissen. Vorsichtig erwärmt, können sie als schmerzlindernde und entkrampfende Auflage bei Blähungen, Bauchkrämpfen oder Muskelverspannungen verwendet werden. Ängstlichen Schulkindern in die Tasche gesteckt, können sie zu mehr Mut und Selbstbewusstsein verhelfen.
In der Volksheilkunde ist dieses Kraut sehr beliebt und wird auch für Husten mit festsitzendem Schleim verwendet. Als Küchengewürz ist er aus meinem Schrank nicht mehr wegzudenken, denn er unterstützt hervorragend die Verdauung. Ich verleihe darum Ofenkartoffeln, Tomatensoßen, Pizza und Quiche gerne eine Thymiannote. Wenn sich Emotionen in der Körpermitte stauen und Bauchweh hervorrufen, bringe ich sie mit einem Thymiantee wieder in den Fluss. Ein Thymiantee lindert Magen- und Bauchschmerzen, aktiviert das wichtige Verdauungsfeuer, fördert einen gesunden Appetit und verringert das Verlangen nach Süßem. Während der Detox-Tage kann er genau darum ein hilfreicher Begleiter sein. Der Tee kann übrigens auch als nervenstärkender und beruhigender Badezusatz oder antibakterielles Gesichtswasser verwendet werden. Wenn sich während deiner Detox-Tage kleine Pickel in Folge der Entgiftung auf der Haut zeigen, probiere es doch einmal aus. Betupfe deine Haut vorsichtig mit dem erkalteten Tee.

Thymianbad

Ein Aufguss mit Thymian ergibt einen duftenden und entspannenden Badezusatz.

Zutaten (für ein Vollbad)

* 100 g Thymiankraut

Zubereitung & Anwendung

Stelle einen Thymiantee aus 100 g Kraut und 2 Liter Wasser her. Nachdem der Tee 10 Minuten zugedeckt gezogen hat, kannst du ihn durch ein Sieb in das Badewasser gießen. Bade 15 Minuten bei 37 bis 38 °C und ruhe dich anschließend im Bett aus. Das verstäkt die Wirkung des Thymianbades.

Magenschmeichler mit Thymian

Magenschmeichler oder Magenbitter sind alte und bewährte Rezepturen, um das Verdauungsfeuer zu aktivieren. Sie enthalten immer

Pflanzen mit Bitterstoffen. Bitterstoffe haben umfangreiche Wirkungen auf den Körper. Sie aktivieren die Leber, unterstützen das Entgiften und stoppen den Appettit auf Süßes. In der Regel reichen dafür wenige Tropfen des Magenschmeichlers auf der Zunge, um diese Wirkungen zu entfalten. Bitterstoffe wirken über den nervalen Reiz des bitteren Geschmackes auf der Zunge.

Zutaten

* 3 EL Thymiankraut
* 1 EL Wermut
* 3 EL Angelikawurzel
* 2 EL Zitronenmelisse
* 2 EL Minze
* 150 ml Obstler
* 1 Tropfflasche 150 ml

Zubereitung & Anwendung

Mische die getrockneten oder frischen Kräuter mit dem Obstler und lasse sie 2–4 Wochen an einem warmen Ort ziehen. Schüttle sie regelmäßig, am besten mehrmals die Woche. Dann kannst du deinen Kräuteransatz durch ein Sieb abgießen. Er ist jetzt durch die Kräuter ganz dunkel geworden und riecht aromatisch. Fülle deinen Magenschmeichler in eine dunkle Tropfflasche um und beschrifte sie. Solche Flaschen bekommst du unkompliziert in jeder Apotheke.
Der Magenschmeichler ist ein Jahr haltbar. Während deiner Detox-Kur kannst du mehrmals täglich einige Tropfen auf der Zunge zergehen lassen. Vor dem Essen eingenommen, aktiviert er die Verdauung. Hungerattacken auf Süßes stoppt der Magenschmeichler ebenfalls besonders wirkungsvoll.

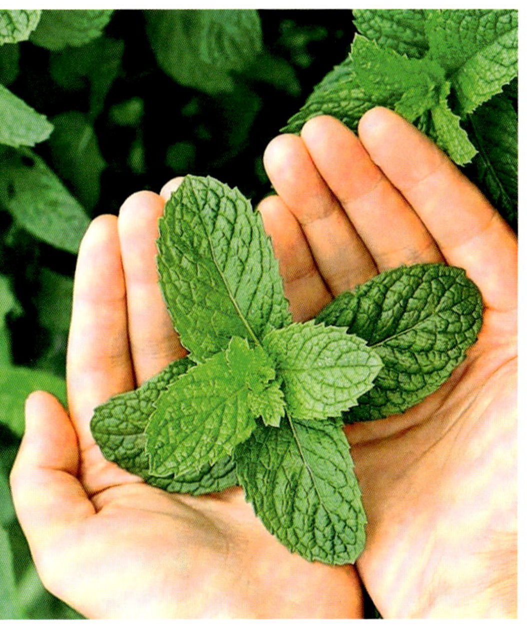

Das Aroma der Minze wirkt kühlend und erfrischt an heißen Tagen.

Minze – erfrischend & klar

Als ich in meine Wohnung zog, wuchs im Vorgarten nicht viel, außer Minze. Dabei mochte ich weder den Geruch noch den Geschmack von Minze. Dennoch ließ ich sie gewähren und beobachtete, wie sie sich langsam, aber siegessicher in dem schattigen Garten ausbreitete. Ich begann sie zu bewundern, denn meine Versuche, andere Kräuter dort anzusiedeln, waren wegen des Mangels an Sonnenlicht weniger erfolgreich. Ich pflückte sie für duftende Sträuße und probierte, sie in meine Kräuterküche zu integrieren. Wusstest du, dass es ungefähr 30 verschiedene Arten von Minze gibt? Erdbeerminze, Schokominze, Pfefferminze oder Nanaminze – sie alle duften und schmecken verschieden, aber doch nach Minze und sind eine köstliche Zutat in erfrischenden Sommerlimonaden. Ich bepflanzte also eine kleine

Ecke des Gartens mit verschiedensten Minzarten und lud die Nachbarskinder regelmäßig zum Schnuppern und Naschen ein. Die Blätter können mit geschmolzener Schokolade bestrichen werden und werden dann zu einer überraschenden Leckerei.
Minzpflanzen werden 30 bis 80 cm hoch und können auch im Blumenkasten erfolgreich gezogen werden. Die Blätter der verschiedenen Minzarten unterscheiden sich in Form und Aussehen. Manche sind eher silbrig-grün und matt, andere dunkelgrün und glänzend. Deutlich zu erkennen sind sie an dem typischen campherartigen Geruch, der entströmt, wenn du die Blätter zwischen den Fingern reibst. Die Minzen erobern den Garten mit Hilfe ihrer Wurzelausläufer sehr erfolgreich.

So begleitet dich die Minze durch deine Detox-Tage

- → Beim Detoxen können Kopfschmerzen auftreten. Bei Neigung zu Kopfschmerzen kannst du dir vorsorglich einen Aromaroller mit Pfefferminzöl herstellen. Vermische dafür Olivenöl oder Sesamöl mit ätherischem Pfefferminzöl im Verhältnis eins zu zehn und fülle es in einen kleinen Aromaroller. Tipp: Aromaroller bekommst du in der Apotheke oder über das Internet.
- → Stelle dir Minzwasser als erfrischendes Getränk her. Gib dafür einige frische Stängel oder 2 EL getrocknete Blätter deiner Lieblingsminze in eine Karaffe mit 1 Liter Wasser und lasse alles einige Stunden ziehen. Trinke das Minzwasser über den Tag verteilt. Es erfrischt und verbessert die Konzentration an heißen Sommertagen.

Dabei verdrängen sie problemlos andere Pflanzen, ich würde daher immer eine Wurzelsperre für die Minze empfehlen. Im Sommer bildet die Pflanze kleine weiße bis rosa oder lila Blüten, die in Ähren angeordnet sind. Übrigens gehört die Minze wie Thymian, Salbei und Lavendel zur Familie der Lippenblütler. Alle Pflanzen dieser Familie bilden duftende ätherische Öle und werden deswegen auch gerne als Gewürzpflanzen verwendet.
Die griechische Mythologie erzählt eine spannende Geschichte über die Entstehung der verschiedenen Minzarten:
Hades, der Gott der Unterwelt, verliebte sich in die schöne Wassernymphe Minthe. Seine Frau Persephone war rasend vor Eifersucht, als sie von der heimlichen Liebe der beiden erfuhr. Um die schöne Nymphe vor seiner Frau zu schützen, verwandelte er Minthe in eine Pflanze. Das nützte jedoch nichts. Persephone deckte die Täuschung auf, pflückte die Pflanze und zerriss sie in viele kleine Stücke. Überall, wo die Pflanze den Boden berührte, entstanden neue Minzarten.
Ich mag diese Geschichte sehr. Denn sie erzählt noch mehr als eine Liebesgeschichte. Wir erfahren etwas über den bevorzugten Standort von Minzen. Wir finden sie dort, wo die Wassernymphen wohnen – nämlich in der Nähe von Gewässern.
In der Volksheilkunde ist die Pfefferminze besonders beliebt. Ursprünglich stammt sie aus Asien und kam über England zu uns. Sie hat im Gegensatz zu anderen Minzarten einen besonders hohen Anteil an Pfefferminzöl. Dieses ätherische Öl erzeugt ein Kältegefühl auf der Haut. Deswegen verwende ich die Pflanze gerne als Gewürz in der Sommerküche oder für kühlende Anwendungen. Ein

Körperspray mit Minze und Grapefruit erfrischt an heißen Tagen und klärt den Kopf. Bei Kopfschmerzen kann verdünntes Minzöl auf die Schläfen gerieben werden und so die Schmerzen lindern. Pfefferminztee beruhigt Bauchkrämpfe und wird bei Koliken, also starken Krämpfen der Galle oder anderen Verdauungsorganen, zur Linderung empfohlen. Ebenso mindert der Tee Übelkeit und Brechreiz. Überhaupt wird die Pflanze verwendet, um den Körper wieder ins Gleichgewicht zu bringen. Regelmäßiger Teegenuss kann stressbedingte Symptome wie Herzrasen, Schlaflosigkeit oder innere Unruhe lindern. Die echte Pfefferminze sollte wegen des starken ätherischen Öls allerdings nicht länger als 2 Wochen als Kur getrunken werden. Wer die Minze mag, kann auf andere, mildere Minzarten ausweichen.

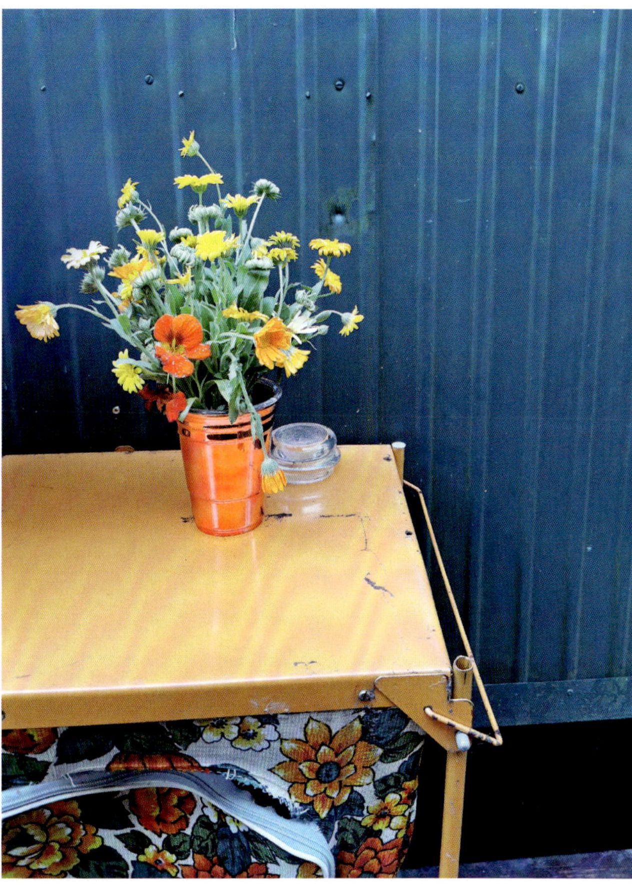

Ein heißer Sommertag lädt geradezu ein zu erfrischenden Getränken an einem schattigen Wohlfühlort im Garten.

Eiswürfel mit Holunderblüten und Minze

Wenn sich die Sommerhitze schwer wie Blei auf den Tag legt, liebe ich erfrischende Getränke. Diese pimpe ich mit Blüten- und Kräuter-Eiswürfeln, denn sie sehen toll aus und schenken einfachem Wasser ein besonderes Aroma. Hier habe ich das blumig-zarte Aroma von Holunderblüten und die Würze der Minze kombiniert. Beide Pflanzen wirken erfrischend, kühlend und sind auch optisch ein Knaller.

Zutaten

* Einige Stängel (Pfeffer-)Minze
* 100 ml Holunderblütensirup
* 1 Eiswürfelform
* Einige Blütenblätter von essbaren Blüten (z. B. Ringelblume, Kornblume, Rosen, Holunder)

Zubereitung & Anwendung

Wasche die Minzblätter und entferne sie vom Stängel. Hacke die Blättchen vorsichtig klein. Fülle den Holunderblütensirup in die Eiswürfelform und streue in jeden Eiswürfel einige Minzblättchen. Wenn du essbare Blüten hast, kannst du diese zusätzlich mit in deine Eiswürfel streuen. Stelle die Eiswürfelform nun mehrere Stunden, am besten über Nacht, in deinen Tiefkühler.

Schafgarbe – aufrecht und stolz (Monate: Juli, August)

Wenn die Sonne große Kreise über den Horizont malt und die Tage lang sind, dann beginnt die Schafgarbe zu blühen. Auf trockenen Wiesen und an sonnigen Standorten steht sie kerzengerade aufrecht und grazil mit ihren weißen Blüten neben Beifuß und Johanniskraut. Die Blätter sind silbrig grün, vielfach gefiedert und elegant geschwungen. Ihre zarten Blüten hat sie hübsch nebeneinander drapiert. So bilden sie zusammen eine große und gut sichtbare weiße Blütenfläche, die Insekten anlockt. Eine so grazile Pflanze wurde mit der schönen und weiblichen Aphrodite in Verbindung gebracht. Der Volksmund bezeichnet die Blätter wegen ihrer Form sogar als die »Augenbrauen der Venus«.

Die Schafgarbe wird während ihrer Blütezeit an trockenen Tagen in den sonnigen Monaten Juli und August gesammelt, weil sie dann ihre größte Kraft entwickelt. Dafür schneide ich mit einem Messer oder einer Schere die oberen 15 bis 20 Zentimeter ab und binde sie zu kleinen Sträußchen, die ich dann zum Trocknen an einem warmen und schattigen Ort aufhänge. In der Regel dauert es nur einige Tage, bis die Schafgarbe getrocknet ist. Dann kann sie luftdicht und lichtgeschützt in kleine Beutel, Dosen oder Gläser verpackt werden. Möchtest du die Schafgarbe pflücken, solltest du aufpassen, dass du sie nicht ausreißt. Der Stängel ist hart und zäh, die Wurzeln sind nur zart und klein. Zerreibt man die weißen Blüten und die gefiederten Blättchen zwischen den Fingern, entströmt ihnen ein warm-würziger Geruch.

Die Schafgarbe hat eine lange Tradition in der Heilkunde. Das ätherische Öl der Schafgarbe besitzt eine beachtliche antibakterielle und pilzfeindliche Wirkung. Mit ihren Gerbstoffen wirkt sie zusammenziehend. Der Militärarzt Dioskurides nutzte diese Eigenschaften vor 2000 Jahren zum Stillen von Blutungen und zur Behandlung von Wunden. Wegen ihrer entkrampfenden und wärmenden Eigenschaften ist sie auch in der Frauenheilkunde beliebt. Ständiges Frösteln, kalte Füße, wiederkehrende Blasenentzündungen, Menstruations- oder Wechseljahrsbeschwerden und innere Unruhe sind wichtige Einsatzgebiete für die Schafgarbe. Sie stärkt das Bindegewebe und die Gefäßwände und wird ebenso bei Venenleiden wie Krampfadern empfohlen.

Bei Fasten- und Detox-Kuren ist die Schafgarbe ein wichtiger Baustein und wird für einen wohltuenden Leberwickel verwendet. Dafür wird ein Tuch mit heißem Schafgarbentee auf die Leber gelegt und mit einer Wärmflasche und einem Tuch befestigt (s. S. 82). Der Wickel fördert die Durchblutung, wirkt entkrampfend und unterstützt

So begleitet dich die Schafgarbe durch deine Detox-Tage

- Pflücke dir einen Strauß mit Schafgarbenblüten. Sie sind wunderschön und halten sich lange in der Vase. Blumen sind wohltuendes Seelenfutter während deiner Detox-Tage.
- Bereite dir einen frischen Schafgarbentee zu und genieße ihn vor dem Essen, um die Verdauungsorgane zu kräftigen.
- Kalter Schafgarbentee eignet sich auch für die Herstellung von erfrischendem Eistee. Ich ergänze ihn dann gerne mit Zitrone und ein wenig Honig.

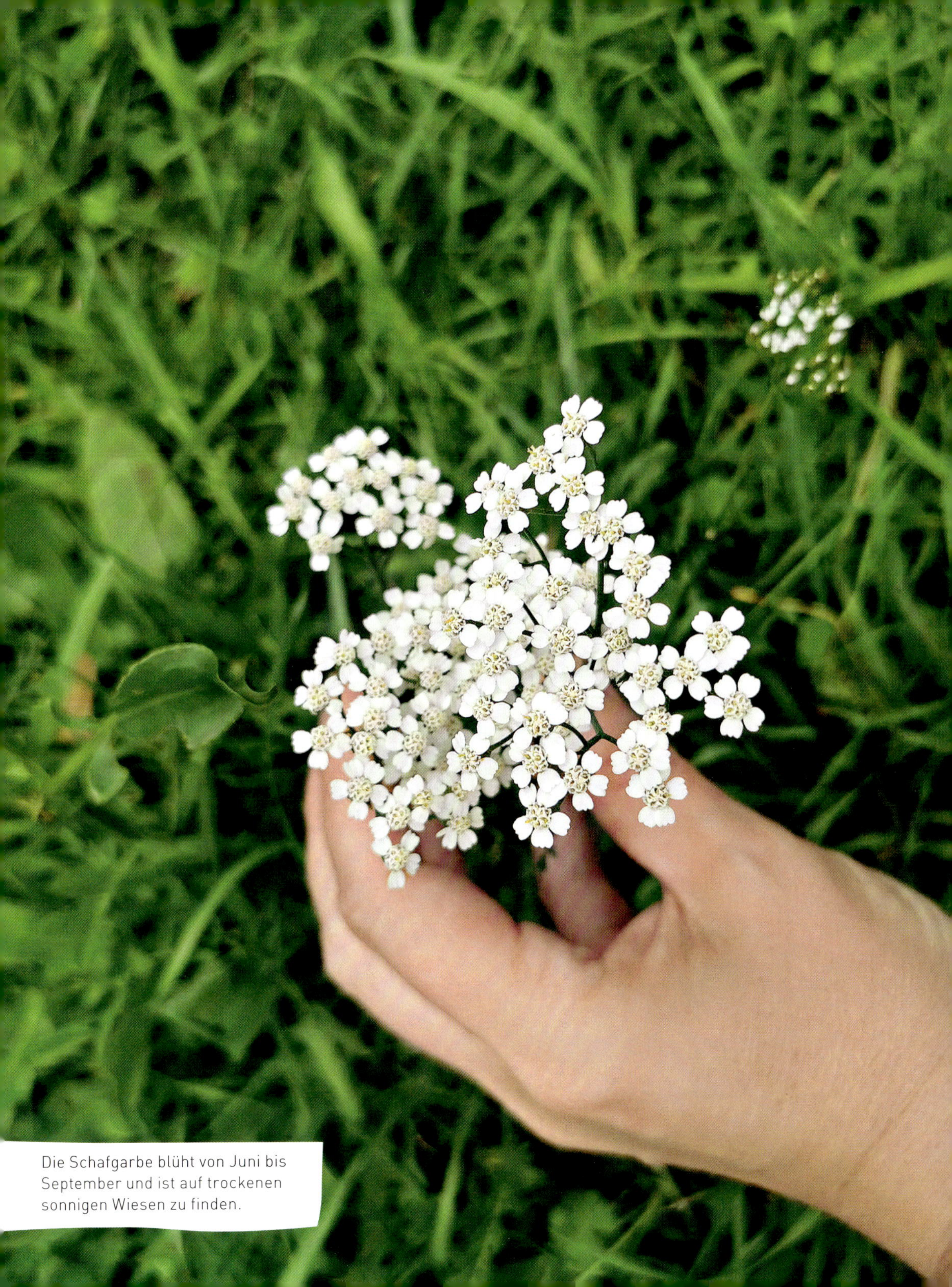

Die Schafgarbe blüht von Juni bis September und ist auf trockenen sonnigen Wiesen zu finden.

so die Leber bei ihrer wichtigen Entgiftungsarbeit.
Eine regelmäßige Tasse Schafgarbentee kräftigt die Verdauungsorgane und fördert so die gesunde Darmflora. Sie ist ein traditioneller Bestandteil von Teemischungen zum Entgiften und Entsäuern, bei Rheuma und Gicht. Die wichtigen Ausscheidungsorgane Leber und Niere werden durch den Schafgarbentee aktiviert. Ebenso wird der Darm angeregt und so der Stuhlgang und die Ausscheidung von Stoffwechselprodukten reguliert.
Die Schafgarbe bildet mit Hilfe der Sonne wertvolle ätherische Öle. Diese wirken wärmend, entkrampfend, antibakteriell und aktivieren das Verdauungsfeuer. Sie bringen Wärme in die Leber und entkrampfen den Körper und die Seele wie bei einem sommerlichen Sonnenbad an einem Tag am See.

Schafgarbentee

Schafgarbentee eignet sich zum Trinken und für Leberwickel.

Zutaten

* 1 EL Scharfgabenblüten und -blättchen

Diese Kräutertees eignen sich zusätzlich im Sommer

- Zitronenmelisse – erfrischt und regt die Verdauungsorgane an
- Ganseblümchen – gehört zu den blutreinigenden Pflanzen, fördert die Ausscheidung und verbessert das Hautbild
- Ringelblumenblüten – wirken blut- und lymphreinigend

Zubereitung & Anwendung

Für einen Schafgarbentee wird ein Esslöffel vom getrockneten Kraut mit 250 ml kochendem Wasser übergossen. Wichtig ist, dass er beim Ziehen zugedeckt wird. So bleiben die wertvollen ätherischen Öle im Tee. Der Tee eignet sich für Trinkkuren und zur Aktivierung der Entgiftungsorgane während deiner Detox-Tage. Außerdem kannst du ihn für deinen Leberwickel verwenden oder einen würzigen Eistee daraus herstellen. Natürlich kannst du schon im Frühling einzelne kleine Blättchen ernten und den Salat oder grünen Smoothie damit bereichern und verfeinern.

Leberwickel

Ein Leberwickel mit Schafgarbentee verstärkt die positive Wirkung, fördert die Durchblutung der Leber und die Entspannung. Dafür tauchst du ein kleines Tuch in heißen Schafgarbentee, wringst es ordentlich aus und legst es so heiß wie möglich auf den rechten Oberbauch (da, wo sich die Leber befindet) und deckst das Ganze mit einem kleinen Handtuch ab. Dann fixierst du das feuchte Wickeltuch mit einer Wärmflasche und einem Wolltuch um deinen Bauch. Wichtig ist dabei, dass das feuchte Tuch nicht herausschaut und der Wickel richtig fest anliegt, damit keine Kältebrücken entstehen. Lege dich damit hin und gönne dir mindestens 30 Minuten Ruhe. Sicherlich kannst du die entspannende Wirkung des Wickels nach wenigen Minuten spüren.

DEINE SOMMER-RITUALE

Lass dich vom Sommer unterstützen! Der Sommer hat so viele duftende Kräuter und bunte Blüten zu bieten. Umgib dich während der Detox-Tage mit Dingen, die dir guttun und die eine positive Stimmung fördern. Verwöhne dich im Sommer mit bunten Blumensträußen oder duftenden Kräuteranwendungen. Was ist deine Lieblingsfarbe? Welche Blumen magst du am liebsten? Folge dabei deiner Nase und lasse dich von den Kräutern und ihren Düften überraschen. Ein paar Anregungen und Rezepte dazu findest du in diesem Kapitel.

Einen Sommerspaziergang machen

Ausreichend Sonnenlicht benötigt unser Körper zwingend, um das wichtige Hormon Vitamin D zu bilden. Dieses Hormon ist am Nervenstoffwechsel und auch am Aufbau der Knochen mitbeteiligt. Viele Wochen im Jahr erhalten wir jahreszeitlich bedingt zu wenig Sonnenlicht. Darum sind im Sommer achtsame Sonnenbäder so wichtig! Mache regelmäßig Spaziergänge, um die positive Kraft der Sonne aufzutanken. Wenn du empfindlich gegenüber Sonnenlicht bist, nutze die milden Sonnenstrahlen in den Abendstunden. Stelle dir dabei vor, wie das Licht jede deiner Zellen durchdringt und mit wohltuender Lebensfreude auftankt.

Den Sommer in einem Öl einfangen

Es gibt eine besondere Pflanze, die die Kraft der Sommersonne für uns einfängt: das Johanniskraut. Es steht am liebsten an sonnigen

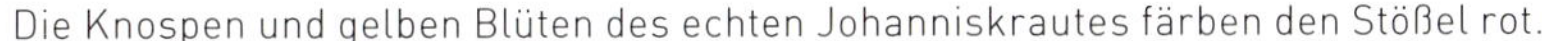

Die Knospen und gelben Blüten des echten Johanniskrautes färben den Stößel rot.

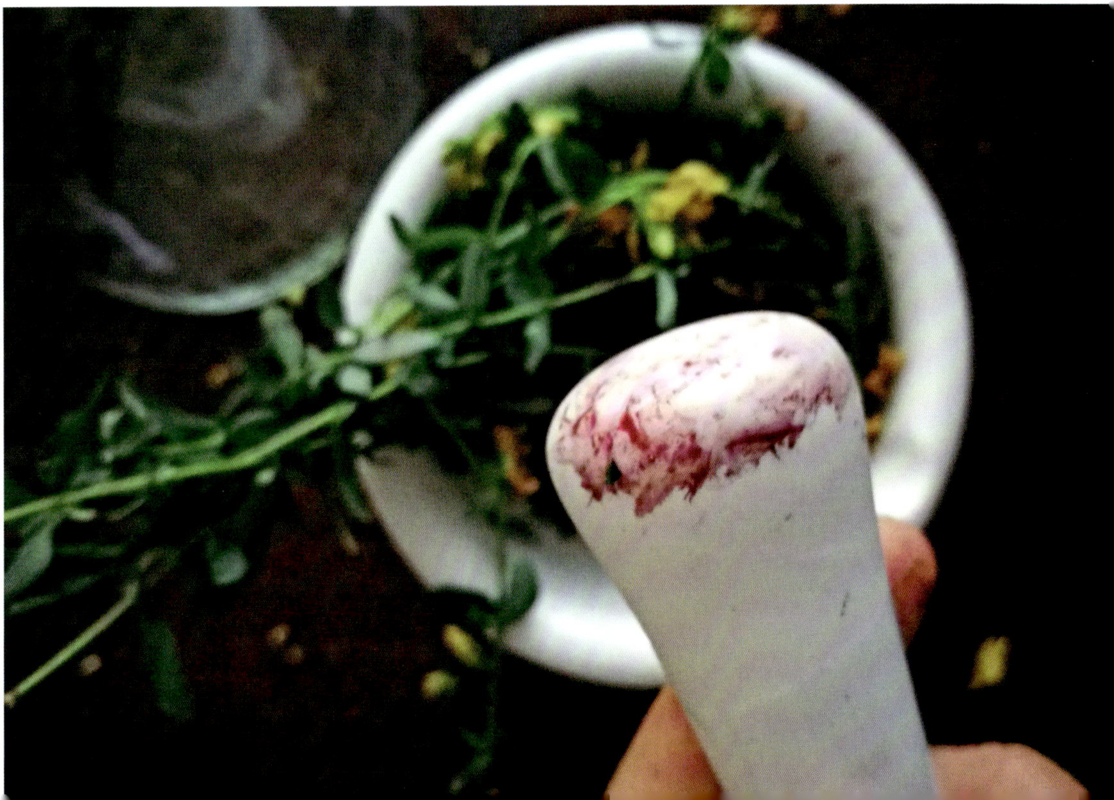

Standorten und bildet mit Hilfe des Sonnenlichtes Hypericin. Dieser Stoff hat Einfluss auf unseren Lichtstoffwechsel, weshalb diese Pflanze besonders gerne im Winter bei depressiven Verstimmungen und Antriebslosigkeit aufgrund von Lichtmangel verwendet wird. Ich stelle jedes Jahr einen Öl-Auszug mit dieser Pflanze her. Dieses Öl ist auch als Rotöl bekannt. Es steckt voller sonniger Freude und ist ein hervorragendes Massageöl bei Schmerzen. Als Badezusatz ist es ein Lichtbringer in der dunklen Jahreszeit, darum solltest du es unbedingt für deinen Vorrat herstellen. Nutze deine Sommerspaziergänge, um dieses Kraut zu sammeln. Dann kannst du es unterstützend bei deiner Detox-Kur im Winter oder bei winterlicher Melancholie oder Rückenschmerzen verwenden.

Johanniskrautöl/Rotöl

Stelle dein eigenes Rotöl her.

Zutaten

* 1 Handvoll Johanniskrautblüten und -knospen
* 1 Mörser
* 1 Schraubglas
* ca. 350 ml Olivenöl

Zubereitung

Sammle die blühende Pflanze an einem sonnigen Tag ab Mitte Juni bis Ende Juli. Zerkleinere Blüten und Knospen vorsichtig in einem Mörser, gib die Pflanzenteile anschließend in ein sauberes Schraubglas und übergieße sie mit einem guten Bio-Olivenöl. Verschließe dein Glas und beschrifte es. Der Kräuteröl-Ansatz muss jetzt an einem sonnigen Ort vier Wochen lang ziehen. Schüttle dein Glas regelmäßig, am besten täglich. Dein Öl ist fertig, wenn es eine dunkelrote Farbe angenommen hat. Dann seihst du es durch ein Sieb ab und füllst es in eine (dunkle) Glasflasche. Das wertvolle Rotöl sollte an einem kühlen Ort und lichtgeschützt gelagert werden und ist ein Jahr haltbar.

Füße im Blütenwasser baden

Das Fußbad bringt die Lymphe in den Beinen und in den Füßen in Schwung, tut gut bei müden Füßen und fördert die Entgiftung. Das Meersalz entspannt, unterstützt die Ausleitung und pflegt die Füße.

Im Sommer sammle ich gerne gelbe und orangefarbene Blüten von Ringelblumen, Nachtkerze, Königskerze, Johanniskraut oder Kamille, um sie dem Badewasser beizumischen. Sie ergänzen das Fußbad mit ihren sommerlichen Aromen und die leuchtenden Farben machen einfach gute Laune.

Reinigendes Fußbad mit gelben Blüten

Sanfte Pflege für schöne Sommerfüße.

Zutaten

* ½ Bio-Zitrone, in Scheiben geschnitten
* 1 gute Handvoll Meersalz
* 1 Schüssel für das Fußbad und warmes Wasser (ca. 37 °C)
* 1 Handvoll Sommerblüten in Gelb- und Orangetönen

Zubereitung

Schneide die Zitrone in Scheiben und gib sie zusammen mit dem Meersalz in eine ausreichend große Schüssel. Gieße warmes Wasser in die Schüssel und löse das Salz darin auf. Nun streust du die Blüten dazu. Tauche deine Füße in das Blütenwasser und genieße für

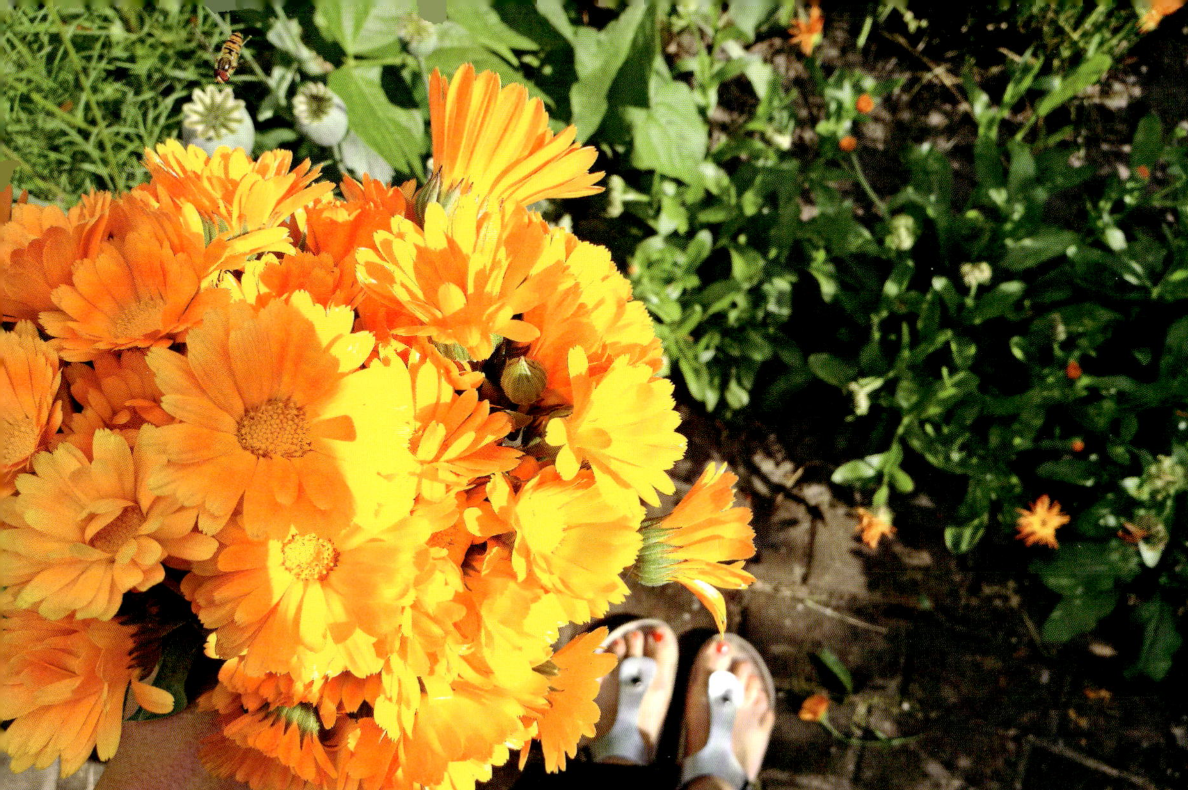

Die Ringelblume wird im Volksmund auch Sonnenbraut genannt.

10 bis 15 Minuten die entspannende und aufmunternde Wirkung des Fußbades. Gieße bei Bedarf warmes Wasser dazu, so dass es dir angenehm ist. Trockne im Anschluss deine Füße ab und massiere sie mit einer pflegenden Creme.

Ein erfrischendes Körperspray selbst machen

Sonnige Sommertage können großartig sein! Manchmal belasten sie aber auch den Kreislauf oder erschweren die Arbeit im Büro. Für solche Tage stelle ich ein erfrischendes Körperspray mit Holunderblüte, Lavendel, Grapefruit und Minze her. Es wirkt erfrischend und erleichtert die Konzentration. Sprühe es dafür auf Beine, Arme und deinen kompletten Körper.

Körperspray mit Holunderblüte, Lavendel, Grapefruit und Minze

Dieses Rezept ist in 5 Minuten fertig!

Zutaten

* 1 EL gemischte Blüten von Holunder- und Lavendel frisch oder getrocknet
* Abgekochtes Wasser
* Eine Sprayflasche (ca. 150 ml)
* 10 ml Wodka oder Essig für die Haltbarkeit
* Insgesamt 10 Tropfen ätherisches Öl: Minze (erfrischend), Grapefruit (stimmungsaufhellend) und Lavendel (entspannend)

Zubereitung

Bereite aus den Holunder- und Lavendelblüten einen Tee zu, indem du die Blüten mit kochendem Wasser übergießt und dann 5 Minuten zugedeckt ziehen lässt. Gib den Tee in die Sprayflasche und ergänze etwas Wodka oder Essig und die ätherischen Öle. Schüttle die Flasche ordentlich. Dein Körperspray ist mindestens 3 Monate haltbar. Sprühe es dafür auf Beine, Arme und deinen Körper.

DETOX-REZEPTE – DEINE DETOX-KUR IM SOMMER

Die Sommerwochen sind hitzig, aber auch voller Lebensfreude. Die Kräuter und Pflanzen baden im Sonnenlicht und werden jetzt besonders aromatisch. Wir können die Vielfalt der frisch geernteten Gemüse, Salate und Beeren für die abwechslungsreichen basischen Rezepte nutzen. Sommerliche Aromen von Minze, Fenchel, Thymian oder Rosmarin verleihen den Rezepten das gewisse Etwas und bringen die Verdauungsorgane richtig in Schwung.

Kräutermischung – mit der Kraft des Feuers den Kopf, das Herz und den Bauch in Einklang bringen

Das Feuer des Sommers spiegelt sich in uns. In unserem Körper gibt es laut der Elementenlehre verschiedene lodernde Feuer. Das Feuer des Herzens äußert sich in Leidenschaft und Lebensfreude. Das Verdauungsfeuer und auch das Feuer unserer Seele sind weitere Feuer. Sie helfen uns, unseren Lebensweg zu finden und unser Leben mit Sinn und Liebe zu füllen. Darum enthält die Kräutermischung Holunderblüten, die die Leichtigkeit der Begeisterung fördern, und Schafgarbe zur Stärkung des Verdauungsfeuers und der Leber. Die Blätter der Melisse stärken sanft das Herz und können Kummer vertreiben. Minze kühlt den Kopf und überhitzte Gemüter.

Zutaten

1 Teil Schafgarbenkraut mit Blüten * 1 Teil Holunderblüten * 1 Teil Zitronenmelissenblätter * 1 Teil Pfefferminzblätter * ½ Teil Rosenblüten

Zubereitung & Anwendung

> Mische die getrockneten Kräuter und bewahre sie verschlossen und dunkel auf.

> Für deinen Detox-Tee überbrühst du einen Esslöffel der getrockneten Kräutermischung mit 250 ml kochendem Wasser und lässt den Tee 10 Minuten zugedeckt ziehen.

> Trinke während deiner Detox-Tage täglich mindestens 3 Tassen von diesem Tee.

Sommerliche Gemüsesuppe mit Giersch und Zitrone

Der Sommer beschenkt uns mit vielen Gemüsesorten frisch aus dem Garten oder vom Markt. Gelbe und grüne Zucchini, duftender Fenchel, junge Kartoffeln, erste Zwiebeln, erdig-orangene Möhren, Spinat oder Mangold – die Vielfalt ist jetzt besonders groß und frisch. Ich koche eine leichte Gemüsesuppe daraus.

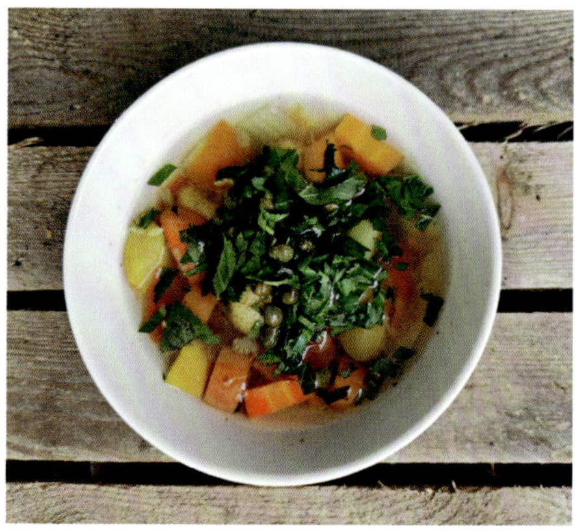

Wildkräuter sind einheimisches Superfood.

Die geheimen Zutaten sind Sommerkräuter und etwas Liebe. Du kannst übrigens auch mehrere Portionen dieser Suppe zubereiten und sie an mehreren Tagen genießen. Dafür bewahre ich sie zwischendurch im Kühlschrank auf oder fülle die heiße Suppe in saubere Schraubgläser. Verschlossen halten diese Schraubgläser einige Tage im Kühlschrank.

Zutaten (4 Portionen)

Ca. 1 kg Sommergemüse, am besten frisch geerntet: Möhren, Sellerie, Kartoffeln, Zucchini, Zwiebeln, Kräuter aus dem Garten (frisch oder getrocknet: Thymian, Petersilie, Schnittlauch, Liebstöckel) * Salz * Pfeffer * Etwas Zitronensaft nach Belieben * Ein paar Tomaten nach Belieben * frischer Giersch

Zubereitung

> Schneide die Gemüse (bis auf die Tomaten) in mundgerechte Würfel und setze alles mit genügend Wasser und den Kräutern zum Kochen auf. Lasse alles so lange mit einem Deckel köcheln, bis die Gemüse weich sind.
> Nun schneide die Tomaten in kleine Stücke und gib sie zur Suppe dazu und lasse alles noch einmal 5 Minuten mit einem Deckel ziehen.
> In der Zwischenzeit kannst du den Giersch fein hacken.
> Schmecke die Suppe mit Salz, frischem Pfeffer und etwas Zitronensaft ab und bestreue sie mit dem gehackten Giersch.

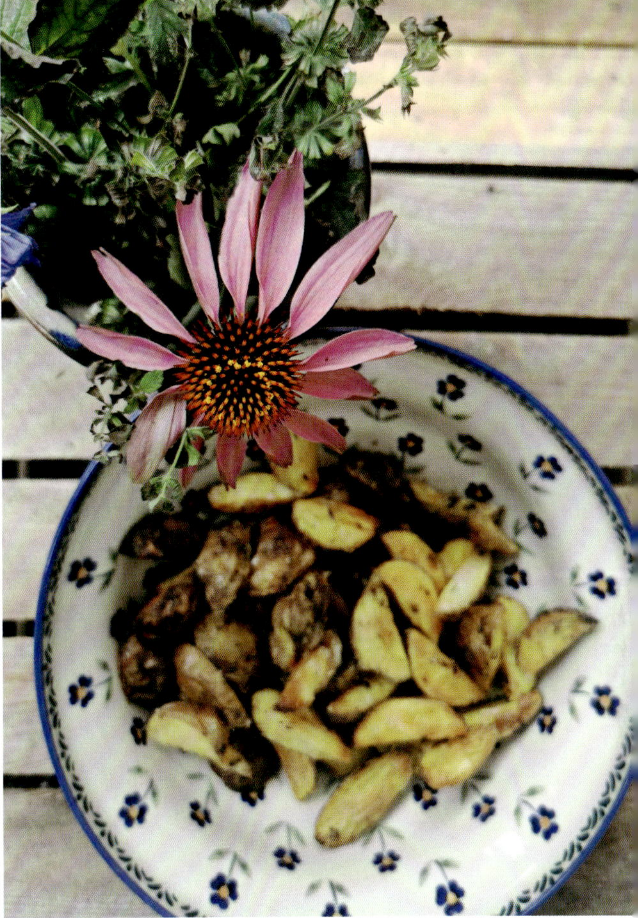

Gewürze und Kräuter bereichern deine Detox-Rezepte.

Ofenkartoffeln mit knusprigen Fenchelsamen und scharfem Dip

Die ersten Kartoffeln sind immer Anlass für ein kleines Freudenfest, denn sie schmecken besonders gut. Diese Ofenkartoffeln eignen sich warm aus dem Ofen oder auch kalt als Salat mit frischen Frühlingszwiebeln und Tomaten. Die würzigen Fenchelsamen verleihen den Kartoffeln ein besonderes Aroma, der scharfe Dip aktiviert das Verdauungsfeuer.

Zutaten (2 Portionen)

Für die Ofenkartoffeln:
600 g Kartoffeln * 1 TL Fenchelsamen, frisch gemörsert * Salz, Pfeffer * Etwas Olivenöl * 1 TL Vollkornmehl
Für den Dip:
100 g Joghurt * etwas Chili, Salz, Pfeffer, Zitrone * frische Kräuter (Schnittlauch, Petersilie oder essbare Wildkräuter)

Zubereitung

> Den Ofen auf 200 Grad (Umluft) vorheizen.
> Wasche die Kartoffeln gründlich, schneide sie in Spalten und gib sie auf ein Backblech.
> Mörsere die Fenchelsamen und vermische sie in einer Schüssel mit etwas Salz, Pfeffer und Vollkornmehl.
> Vermenge nun alles mit den Kartoffeln und etwas Olivenöl und backe die Kartoffeln ungefähr 45 Minuten im Ofen, bis sie goldbraun und etwas knusprig sind.
> In der Zwischenzeit den Joghurt mit etwas Wasser und Zitronensaft cremig rühren und mit Salz, kräftig Pfeffer und etwas Chili abschmecken.
> Alles zusammen anrichten und mit frischen klein gehackten Kräutern bestreuen.

Überraschender Salat mit marinierter Gurke und Radieschen

Salate sind an heißen Sommertagen erfrischend und leicht. Sie liefern viele Vitamine und Mineralstoffe und gehören unbedingt zur basischen Kost dazu. Salate schmecken als Hauptgang oder ergänzen Gemüsegerichte wie Ofenkartoffeln. Salate sind im Sommer bunt und lebensfroh! Die marinierte Gurke sorgt hier für Erfrischung. Sommer ist einfach die perfekte Salatzeit.

Zutaten (2 Portionen)

Für den Salat:
½ Kopf Blattsalat * ½ Gurke * 1 Handvoll Radieschen * 50 g Kürbiskerne * Frische Kräuter: Thymian, Giersch, Estragon, Ysop oder was ihr im Vorrat habt

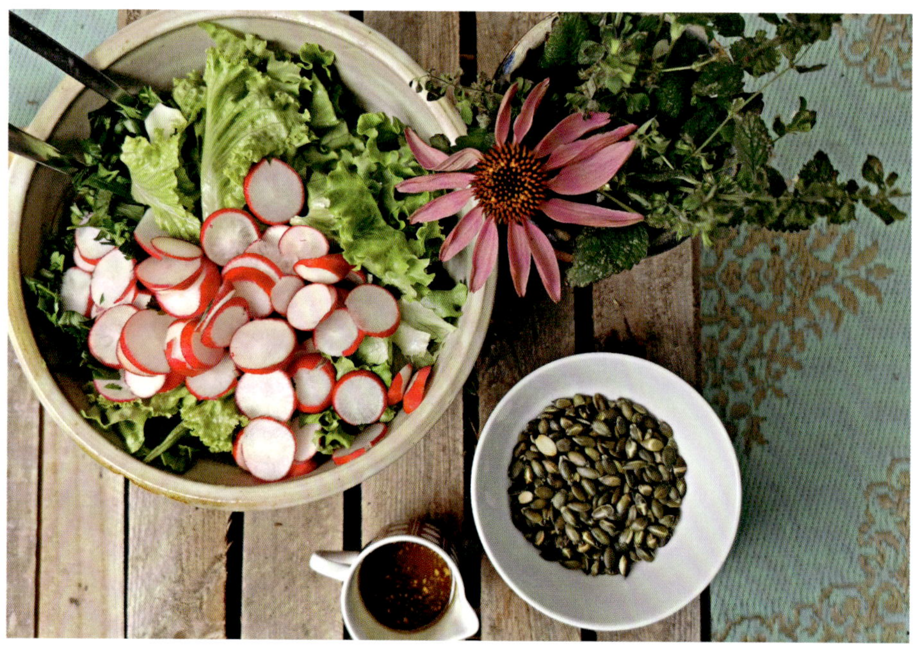

Hast du schon mal Gurke mariniert? Zitrone und Honig unterstützen ihr Aroma perfekt.

Für die Marinade:
½ Zitrone (Saft) * 1 EL Honig
Für das Dressing:
1 TL Senf * 1 TL Honig * 2 EL Apfelessig * 3 EL Olivenöl * Salz, Pfeffer nach Belieben

Zubereitung

> Die Gemüse waschen und putzen.
> Zuerst die Gurke halbieren, mit einem Löffel entkernen und in Streifen schneiden. Honig und Zitronensaft verrühren, die Gurkenstücke hinzufügen und mindestens 10 Minuten ziehen lassen.
> In der Zwischenzeit den Blattsalat in mundgerechte Stücke und die Radieschen in Scheiben schneiden, die Kräuter hacken.
> Die Kürbiskerne in einer Pfanne ohne Fett anrösten, bis sie duften und knackig sind.
> Für das Dressing mischst du nun Senf, Honig, Apfelessig und Olivenöl und schmeckst es mit Salz und Pfeffer ab.
> Sind die Gurken durchgezogen, mische alles in einer großen Salatschüssel und lasse es dir schmecken!

Blaubeeren-Smoothie mit Brennnessel

Dieser Smoothie vereint zwei wichtige einheimische Superfoods! Blaubeeren enthalten kräftige Farbstoffe. Nicht umsonst färben sie Hände, Zunge und Lippen in ein tiefes Lila. Diese Farbstoffe werden im Körper als stark wirksame Antioxidantien aktiv. Sie fangen freie Radikale, die für Alterungsprozesse und die Entstehung von verschiedenen Krankheiten verantwortlich gemacht werden. Neben den wichtigen Farbstoffen enthalten Blau-

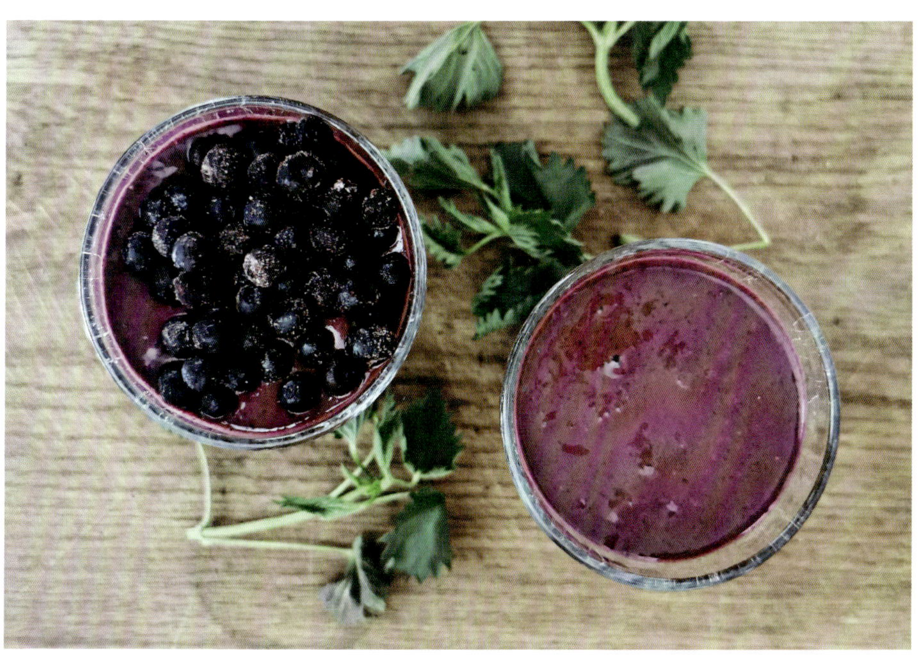

Walke die Brennnesseln mit einem Nudelholz, dann brennen sie nicht mehr.

beeren viele Vitamine (C, B, Folsäure, Betacarotin) und Mineralien wie Kalium und Calcium. Allerdings solltest du beim Kauf darauf achten, dass du möglichst stark färbende Blaubeeren kaufst. Die Brennnessel gilt in der Volksheilkunde als Pflanze, die die Kraft zurückbringt. Sie wird traditionell in Belastungssituationen oder nach langen Krankheiten empfohlen, um wieder zu Kräften zu kommen. Auch die Brennnessel steckt voller Mineralien (z. B. Kalium, Eisen), Vitaminen und Chlorophyll und wird basisch im Körper verstoffwechselt. Zusammen ergeben diese beiden Zutaten einen Smoothie, der nahrhaft ist und guttut.

Zutaten (2 Portionen)

150 g gefrorene Blaubeeren/Heidelbeeren * 1 Handvoll Brennnesseln, gewaschen; alternativ: getrocknete Brennnesseln, zerstoßen oder gemahlen * 1 EL Mandelmus * 250 ml Pflanzenmilch * ¼ TL Kardamom, gemahlen * 1 reife Banane

Wer mag, kann auch noch einige Haferflocken dazugeben. Dann ersetzt der Smoothie eine Mahlzeit.

Zubereitung

Alle Zutaten im Mixer cremig pürieren und mit ein paar Blaubeeren dekorieren.

Eistee mit Schafgarbe, Apfel und Orange

Die Schafgarbe ist eine großartige Heilpflanze. Gerade im Sommer fällt es mir zunehmend schwer, heißen Tee zu trinken. Darum experimentiere ich immer wieder und versuche, Getränke mit dem abgekühlten Tee zu kreieren. Dieser Schafgarben-Apfeltee ist

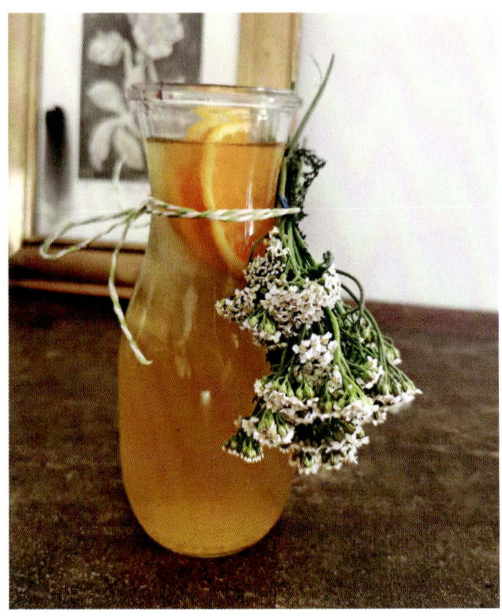

Bereite deinen Eistee einfach selbst zu.

wunderbar erfrischend an heißen Sommertagen und kurbelt die Entgiftung ordentlich an. Natürlich enthält er keinen zusätzlichen Zucker. Lediglich der Apfelsaft schenkt angenehme Süße. Tipp: Trinke den Eistee nicht zu kalt, denn das schwächt das Verdauungsfeuer.

Zutaten (für 4 Gläser)

700 ml Schafgarbentee, abgekühlt * 300 ml Apfelsaft, naturtrüb * Einige Scheiben einer Bio-Orange

Zubereitung

> Mische den Apfelsaft mit dem Schafgarbentee in einer Karaffe und gib die Orangenscheiben dazu. Lasse alles zusammen mindestens eine Stunde ziehen.
> Dann ist dein Detox-Getränk so weit! Es schmeckt fruchtig-herb. Die enthaltenen Bitterstoffe wirken erfrischend und aktivieren die Leber.

Pflanzensteckbriefe

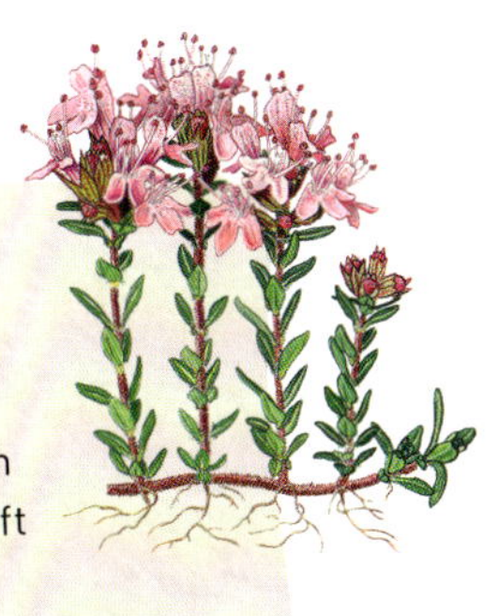

Thymian/Quendel

Name *Thymus servyllus*
Standort trockene sonnige Wiesen
Aussehen kleiner Halbstrauch, 10 bis 50 cm hoch, Blätter linealisch bis rundlich 5 bis 15 mm lang, Blüten rosarot bis purpur, starker Duft
Inhaltsstoffe ätherische Öle, Gerbstoffe, Bitterstoffe
Anwendungen entkrampfend, entblähend, antibakteriell und schleimlösend, bei Husten, Erkältungen und Verdauungsbeschwerden
Sammelzeit Blätter vor der Blüte an sonnigen Tagen im Sommer
Verwendete Pflanzenteile blühendes Kraut

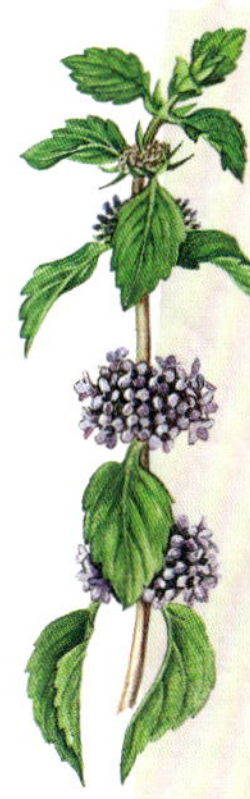

Pfefferminze

Name *Mentha piperita*
Standort im Kräutergarten
Aussehen vierkantiger Stängel, 30 bis 80 cm hoch, Blätter sind gegenständig, länglich, spitz, scharfgesägt, Blüte purpur bis violett
Inhaltsstoffe ätherische Öle, Gerbstoffe
Anwendungen entkrampfend, schmerzlindernd bei Kopfschmerzen und zum Einreiben bei Muskelschmerzen, Verdauungsstörungen, Koliken
Sammelzeit Triebspitzen und Blätter vor der Blüte an sonnigen Tagen
Verwendete Pflanzenteile Kraut vor und nach der Blüte

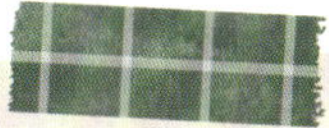

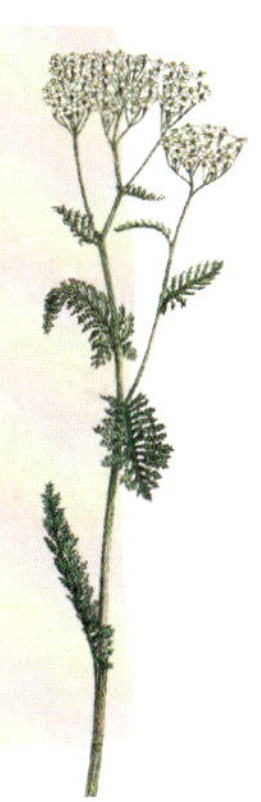

Schafgarbe

Name *Achillea millefolium*
Standort trockene Wiesen, sonnig
Aussehen Blätter sehen aus wie eine Augenbraue, Blütenstängel aufrecht und bis 35 cm hoch, weiße Scheindolden, würziger Geruch
Inhaltsstoffe ätherische Öle, Bitterstoffe, Gerbstoffe
Anwendung regt die Verdauungsorgane an und entgiftet die Leber, äußerlich bei Wunden zur Desinfektion
Verwendete Pflanzenteile Blüten und Blätter

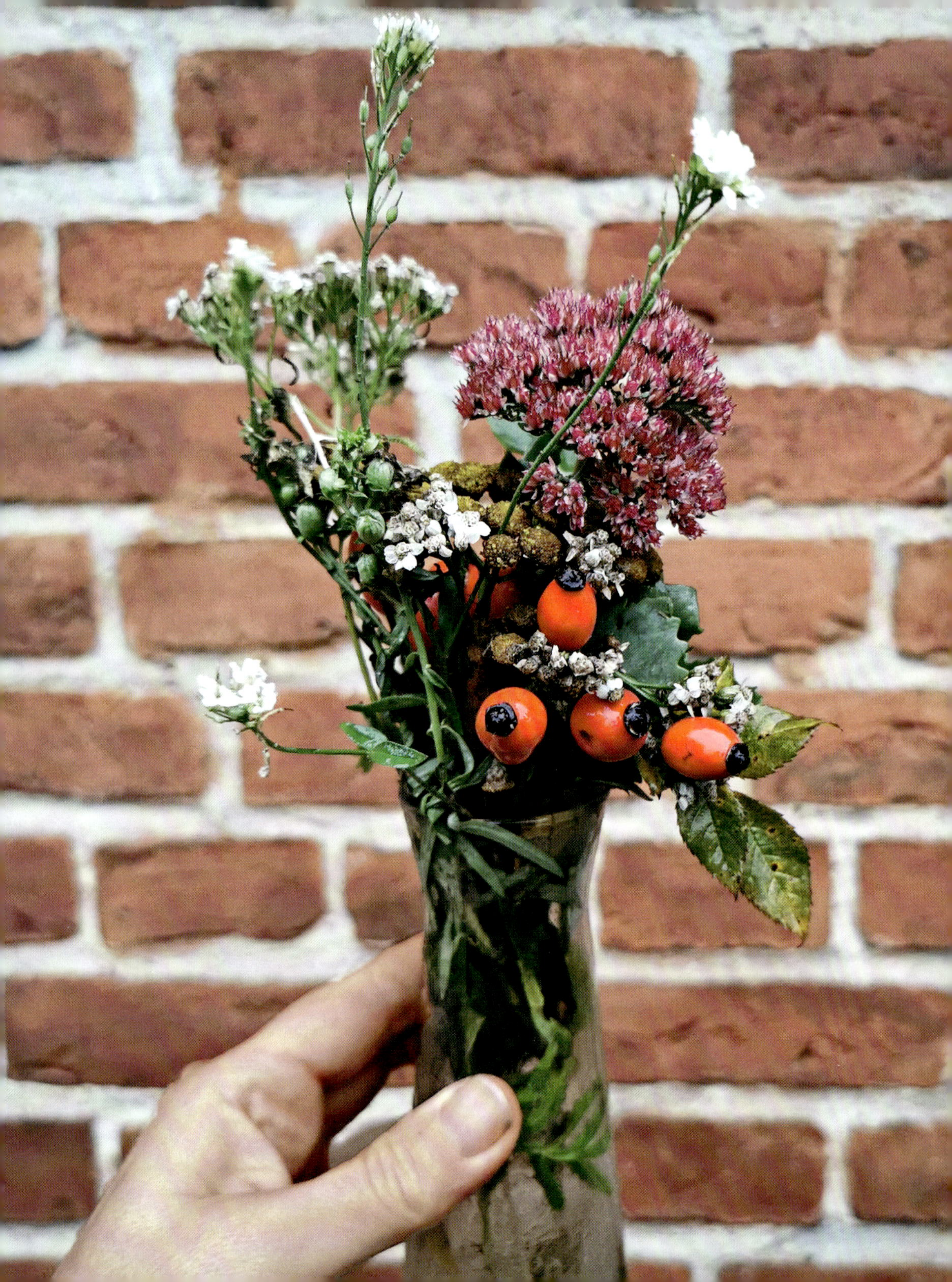

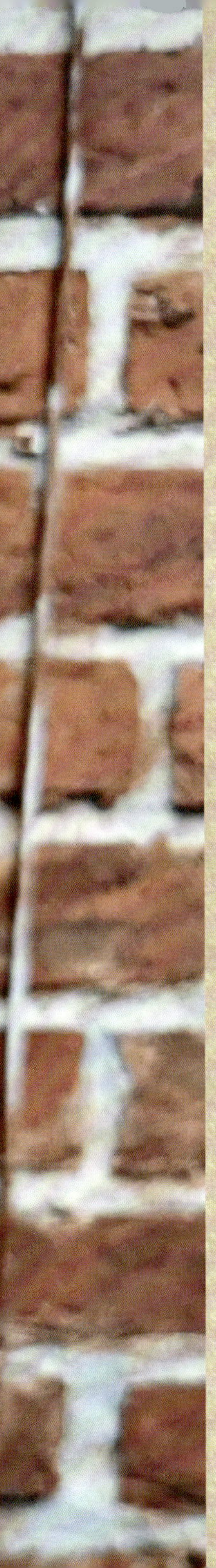

Herbst

VERWURZELN, ERNTEDANK, HALLOWEEN

Links der Silbermond.
Rechts ein Blätterwald.
Und ich mittendrin
im Farbrausch.

Herbst

DAS ABSCHIEDSFEST DER NATUR

Herbst ist für mich Blätterrascheln, Farbrausch und Dunkelheit, die langsam in die Tage kriecht. Die Natur schüttet noch einmal ihre Fülle über uns, bevor sie sich dann für einige Monate zurückzieht und ruht. Äpfel, Kürbisse und Quitten wollen verarbeitet werden, und Apfelkuchenduft schleicht aus der Küche in die Wohnung. Das Gelborange der Kürbisse und der Blätter ist ein letztes buntes Leuchten, ich sauge die Farben dankbar auf.

Die Fülle an Farben und Früchten des Septembers ist berauschend: Der Herbst beginnt mit einem Erntedankfest. Jetzt ist es an der Zeit, in Dankbarkeit an die vergangenen Wochen und Monate zurückzublicken, den Moment mit lieben Menschen zu feiern und der Natur etwas zurückzugeben. Ich zeige meine Dankbarkeit, indem ich gezielt Plastikverpackungen und anderen Müll aus der Natur sammle und entsorge. Mit dem liebevollen Pflegen eines eigenen Gartens oder dem Bau von Nisthilfen oder Überwinterungsverstecken kannst du der Natur ebenfalls etwas schenken.

Wenn die Natur in den kommenden Wochen zur Ruhe kommt, das Licht abnimmt, dann reduziere auch ich mein Tempo und werde ruhiger. Ich fühle mich müde und möchte mich am liebsten in mein Schneckenhaus zurückziehen. Das ist ein ganz natürlicher Prozess. Der Stoffwechsel wird langsamer und der Körper versucht, Energiereserven für den kalten Winter aufzubauen. Wenn wir die kalte Jahreszeit mit Momenten für Ruhe und Rückzug willkommen heißen und sie in unser Leben integrieren, können wir Kraft schöpfen für die kommende Zeit. Stille und Entspannung unterstützen zusätzlich das Entgiften und Loslassen.

Der Herbst bringt das Erntedankfest, die Tagundnachtgleiche und auch Halloween und Allerseelen/Allerheiligen. Ich ernte kaum

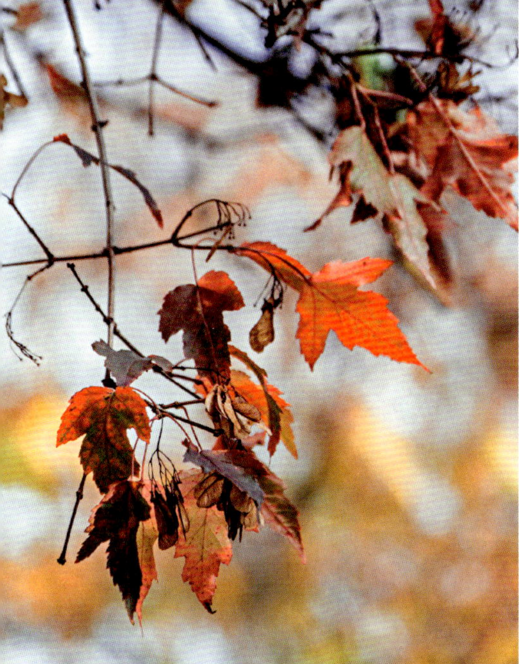

Im Oktober und November genieße ich noch einmal die farbigen Blätter.

noch oberirdische Pflanzenteile, sondern eher die Wurzeln von Meerrettich, Löwenzahn, Wegwarte, Beinwell oder Klette. Die Pflanzen ziehen ihre Kräfte in ihre Wurzeln zurück, um sich für den Winter zu wappnen. Jetzt bereite ich Tees aus den frisch geernteten Wurzeln zu. Den erdig-würzigen Geschmack finde ich sehr beruhigend und unterstützend. In den Detox-Tagen im Herbst ist es besonders wichtig, die Verdauung und den Stoffwechsel aktiv zu unterstützen. Das Verdauungsfeuer ist nun nicht mehr so aktiv wie noch im Sommer. Du kannst es mit wärmenden Gewürzen und Pflanzen wie Ingwer, Thymian und Rosmarin wieder entfachen. Spaziergänge, Sport und Aktivitäten sind ebenso wichtig, um die Verdauung und die Ausscheidung über den Darm zu unterstützen. Bewegung, besonders an der frischen Luft, ist eine gute Möglichkeit, Wärme in den Körper zu bringen, und hebt die Stimmung.

Die Herbststimmung für deine Detox-Tage nutzen

- Richte dir zu Hause einen gemütlichen Rückzugsort mit Decken, Kerzen und allem, was du brauchst, ein.
- Verarbeite Wurzelgemüse wie orangene Möhren, aromatische Pastinaken und nährende Kartoffeln für deine Detox-Rezepte, denn diese wärmen und haben jetzt Saison.
- Was magst du am Herbst? Gibt es Aktivitäten, die du jetzt besonders gern machst? Dann tue es!
- Nimm dir etwas Zeit, um über dein Jahr nachzudenken. Was ist in diesem Jahr gut gelaufen?
- Was ist aus den Ideen geworden, mit denen du in das Jahr gestartet bist? Was brauchst du in diesem Jahr noch? Was tut dir gut?
- Auch die Fragen, wo wir herkommen und was unsere Wurzeln sind, beschäftigen die meisten Menschen sehr. Wie gibst du deinen verstorbenen Verwandten die Ehre? Sie sind unsere Wurzeln. Wie möchtest du mit dem Thema umgehen?

DIESE PFLANZEN UNTERSTÜTZEN DICH IM HERBST

Im Herbst tun uns Pflanzen mit wärmender Wirkung gut oder solche, die den Stoffwechsel ankurbeln. Interessant sind jetzt die Wurzeln von Pflanzen. Sie werden im Herbst geerntet und sind diejenigen Pflanzenteile, die ganz besonders mit der Erde verbunden sind. Die Erde steht für Fruchtbarkeit, Nahrung, Geborgenheit und Heimat. Sie symbolisiert unser Zuhause, sie birgt den Humus der Vergangenheit und nährt daraus das neue Leben.

In der Erde sind die (Boden-)Schätze versteckt. Pflanzen binden Mineralien aus dem Boden und machen sie so für uns verfügbar. Mineralien stärken Strukturen wie z. B. das Bindegewebe im Körper. Buntes Wurzelgemüse wie Möhren, Rote Bete und Pastinake haben jetzt Saison und bringen Farbe auf den Teller.
Ebenso gibt es eine ganze Reihe von Heilpflanzen, deren Wurzeln für die Hausapotheke und zur Pflege der Gesundheit im Herbst geerntet werden. Der Löwenzahn ist wohl die berühmteste dieser Wurzelpflanzen. Mit seiner tiefen Pfahlwurzel zeigt er uns, wie man sich kraftvoll mit der Erde verbinden kann. Der Hafer stellt uns eine Fülle an Mineralstoffen zur Verfügung und stärkt die Strukturen von Bindegewebe, Knochen, Haut und Haaren in unserem Körper. Vielleicht kennst du auch den Sanddorn – die leuchtend orangenen Beeren sind kleine Vitaminbomben, liefern wichtige Radikalenfänger und stärken jetzt das Immunsystem.

So begleitet dich der Hafer durch deine Detox-Tage

- Gönne dir ein luxuriöses Bad in Hafermilch und bringe so deine Haut zum Strahlen.
- Verwende möglichst frische Haferflocken für dein Porridge – sie schmecken viel besser. Außerdem liefern sie frisch gequetscht die meisten Vitamine und Mineralien. Sobald die Hülle des Korns durch eine Mühle oder Quetsche geknackt wird, beginnt der Oxidationsprozess und die Haferflocken verlieren mit der Zeit an Qualität. Tipp: In manchen Bioläden kannst du deinen Hafer frisch quetschen oder grob mahlen lassen.
- Integriere den Tee vom »Grünen Hafer« als entspannendes Getränk in deine Abend-Routine.

Hafer – wärmend & umhüllend

Als ich im letzten Sommer bei einer Radtour an einem Feld mit Hafer haltmachte, war ich völlig erstaunt. Sicherlich wusste ich, wie der Hafer aussieht. Doch diese spielerische Zartheit hatte ich nicht erwartet. Irgendwie hatte ich ihn mir größer und kräftiger vorgestellt, da ich doch wusste, welche Heilkräfte in ihm stecken.
Der Hafer gehört zur Familie der Süßgräser, wie alle unsere Getreidearten. Mit Haferstroh wurden früher Matratzen und Kissen gefüllt. Denn die Volksheilkunde schreibt dem Hafer besondere Kräfte zu. Er kann uns in der Nacht schützen und hilft, unsere Erlebnisse im Schlaf zu verarbeiten. Auf Haferstroh schläft man also besonders gut und erholsam. Seine Körner sind im Gegensatz zu Roggen und Weizen weich und leicht zu verarbeiten. Die Flocken sind eine wohltuende und wärmende Nahrung, die sogar für Kranke leicht verdaulich ist. Eine Fülle an Vitaminen, Mineralien und ungesättigten Fetten bietet er jedem in einer leicht verdaulichen Form an. Darum sind Haferflocken für alle Menschen, die viel Stress haben oder hatten, beispielsweise für gefordete Schulkinder, bestens als nährende Mahlzeit geeignet. Auch bei Diabetikern (Typ 2) werden regelmäßige Hafertage empfohlen, da der stark basisch wirkende Hafer einer stoffwechselbedingten Acidose (Übersäuerung) entgegenwirkt.
Der Hafer hat mich schon in vielen Lebensphasen begleitet. Er zählt für mich zu den

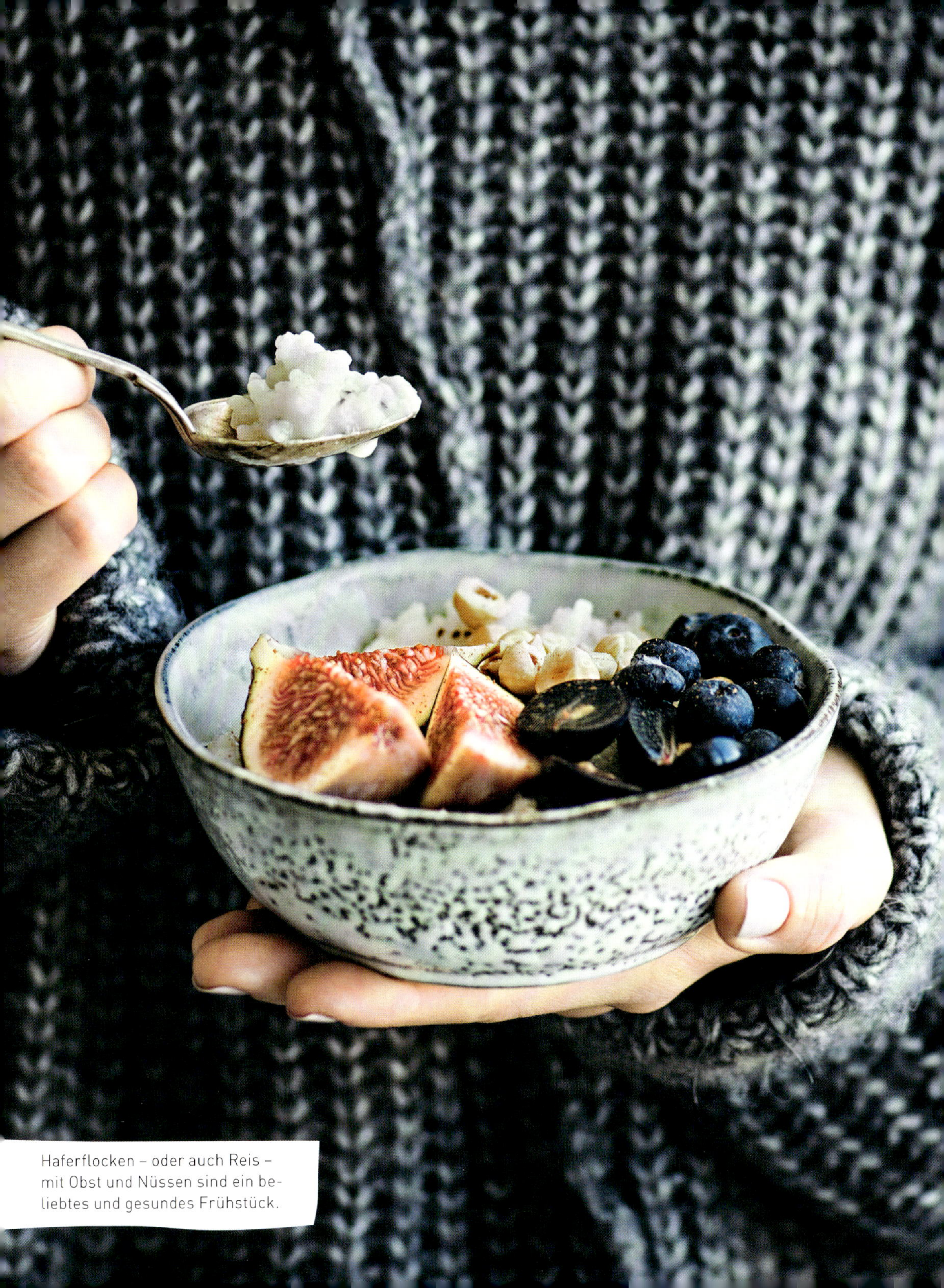

Haferflocken – oder auch Reis – mit Obst und Nüssen sind ein beliebtes und gesundes Frühstück.

einhüllenden und beruhigenden Heilpflanzen. In turbulenten Zeiten genieße ich Tee aus Grünem Hafer – so heißt der Tee aus dem Haferkraut –, esse Bircher Müsli zum Frühstück oder bade in Hafermilch. Der Hafer holt mich sanft auf den Boden und bietet Schutz für Erholung und Regeneration. Ein warmer Hafertee am Abend schenkt mir ruhigen und erholsamen Schlaf. Auch in der Heilkunde gelten die Haferflocken als wohltuendes Tonikum für die Nerven. Sie werden bei Nervosität, Konzentrationsstörungen und Problemen mit dem Schlaf als regelmäßiges Nahrungsmittel eingesetzt.
Die Fülle an Mineralien, die der Hafer liefert, kräftigt die Haare und die Nägel sowie die Knochen, Sehnen und Bänder unseres Bewegungsapparates. Ein tägliches Haferflocken-Frühstück liefert deinem Körper fast alle wichtigen Mineralien, die er für den Aufbau von kräftigem Bindegewebe, straffer Haut, glänzenden Haaren, stabilen Knochen und für viele Stoffwechselvorgänge im Körper benötigt.
Bei juckender und gereizter Haut kann ausreichend Tee aus Grünem Hafer wohltuende Linderung verschaffen. Auch ein Bad in Hafermilch pflegt die Haut und macht sie wieder zart und rosig. Haferflocken beruhigen ebenso die gereizten und entzündeten Schleimhäute im Verdauungstrakt. Sie bilden einen Schleimfilm, wirken mild abführend und unterstützen so die Ausleitung.
Während der Detox-Kur unterstützt dich der Hafer, indem er dich schützend einhüllt und dir die Gelassenheit schenkt, die uns im stressigen Alltag oft abhandenkommt. Außerdem können mit ihm Heißhungerattacken, die als Reaktion auf Stress und Anspannung entstehen, vorgebeugt werden. Bereite dir also öfter mal ein stärkendes Porridge zu, genieße regelmäßig Tee aus Grünem Hafer und gönne dir ein luxuriöses Bad in Hafermilch. Stark basische Lebensmittel wie er erleichtern die Entwöhnung von ungesunden Lebensmitteln, Gewohnheiten und Süchten wie Kaffee, Zucker und Alkohol.

Hafermilch-Bad

Cleopatra ist berühmt für ihre schöne Haut. Geschichten erzählen, sie habe in Eselsmilch gebadet. Ich glaube eher, sie hat regelmäßig zu Hafermilch gegriffen! Probiere es doch einmal aus. Dieser Badezusatz ist besonders wohltuend und entspannend und unterstützt deine Detox-Tage. Die Hafermilch pflegt deine Haut und der Lavendel wirkt zusätzlich entspannend und wohltuend.

Zutaten (für ein Vollbad)

* 2 Liter Hafermilch
* 10 Tropfen ätherisches Lavendelöl

Zubereitung & Anwendung

Das ätherische Lavendelöl mit der Hafermilch verquirlen und dem Badewasser zugießen. Genieße dein Haferbad für 15 bis 20 Minuten und gönne dir anschließend noch mindestens 15 bis 20 Minuten zum Nachruhen.

Löwenzahn – luftig leicht & verwurzelt

Wer kennt sie nicht? Die Pusteblume, die ihre luftigen Samen mit dem Wind in großen Höhen auf Reisen schickt? Den Alptraum jedes Gärtners, der einen englischen Rasen pflegt? Die Pflanze, die mit ihren gelben Blüten jedes Kinderherz höherschlagen lässt und zum Kranzbinden einlädt?
Oft als Unkraut verschrien, ist diese Pflanze, die doch jeder zu kennen scheint, eine wichti-

ge Heilpflanze in der europäischen Heilkunde. So sind es genau diese Eigenschaften, die den Löwenzahn als Heilpflanze so interessant machen: diese trotzige Lebenskraft, die feste Verwurzelung im Boden in Verbindung mit dem luftigen Aufschwingen in große Höhen. Jemand, der kaum kleinzukriegen ist und sich fast überall wohlfühlt. Was so jemand in unser Leben bringt? Na, eine wahnsinnig strotzende Kraft, ein Wille zu überleben. Nicht umsonst trägt diese Pflanze den Namen Löwenzahn! Kraftvoll wie ein Löwe mit scharfen Zähnen zum Zubeißen, wenn die Gefahr droht.
So ist der Löwenzahn, dieses vermeintlich fiese Unkraut, eine der wichtigsten Heilpflan-

So begleitet dich der Löwenzahn durch deine Detox-Tage

- → Starte in den Tag mit einem Löwenzahntee, um die Entgiftung und Ausleitung über Nieren und Leber richtig anzukurbeln
- → Verwende einzelne Löwenzahnblättchen als wildgrüne Ergänzung und Anwechslung für deine Salate.
- → Eigentlich blüht Löwenzahn im Frühling. Vereinzelt sind auch im Herbst die gelben Blüten und die Pusteblumen zu finden. Geh doch einmal auf die Suche. Vielleicht findest du eine Pusteblume und kannst beim Pusten ein paar Wünsche auf die Reise schicken.

Der Löwenzahn ist mehrjährig und treibt aus der Wurzel immer wieder aus.

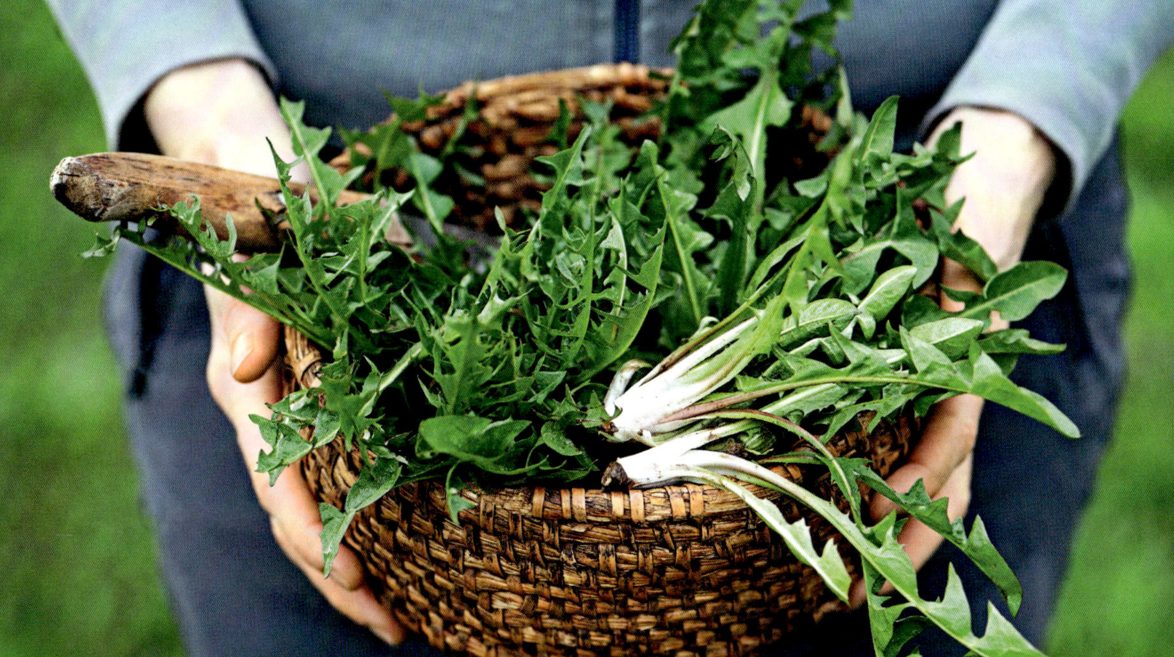

zen. Mit seinen gelben Blüten leuchtet er im Frühling unübersehbar auf den Wiesen. Die gezackten Blätter sind in einer Rosette angeordnet und je nach Standort klein und zackig oder groß und beinahe ohne Zacken am Rand. Die tiefen Wurzeln der Pflanze liefern im Herbst reichlich Inulin. Das ist ein Stoff, der den Zuckerstoffwechsel und die Darmflora positiv beeinflusst und Diabetikern (Typ 2) oft empfohlen wird.

Im Februar und März strotzt die Wurzel dann vor Bitterstoffen und ist für reinigende Tees und zur Anregung des Stoffwechsels sehr gut geeignet. Es gibt auch die Möglichkeit, aus der Wurzel einen Kaffee herzustellen. Dafür werden die gesammelten und getrockneten Wurzeln ohne Fett kräftig in einer Pfanne oder auf dem Backblech geröstet. Anschließend vermahlen, können sie mit heißem Wasser aufgegossen und als Kaffee-Ersatz getrunken werden.

Der Löwenzahn hat ein so breites Spektrum an Heilwirkungen, dass er eigentlich ein Kraut für fast alle Zipperlein ist. Mit seinen Bitterstoffen stärkt er die Verdauungsorgane, insbesondere die Leber, und unterstützt bei der Entgiftung des Körpers. Dank seines hohen Gehaltes an Kalium regt er die Nieren an und sorgt für die Ausscheidung überschüssiger Flüssigkeit. Er kräftigt die Nerven, unterstützt bei Konzentrationsstörungen, Prüfungsstress und Vergesslichkeit. Als Zutat im Blasen- und Nierentee kräftigt er die Harnorgane und hilft, Keime auszuspülen. Bei einer Vielzahl von Verdauungsstörungen wie Appetitlosigkeit, Blähungen, Verstopfung, Müdigkeit und Fettunverträglichkeit kann er erfolgreich angewendet werden.

Als große Blutreinigungspflanze verbessert er das Hautbild und wird bei allen Arten von rheumatischen Beschwerden des Bewegungsapparates eingesetzt. Es gibt Studien, die seinen Einsatz bei Arthrose und allen mit Verschleiß einhergehenden Gelenkerkrankungen rechtfertigen. Hierbei wird vor allem ein Nachlassen der Gelenksteifigkeit beschrieben. Während der Detox-Tage unterstützt der Löwenzahn die Ausleitung und Entgiftung. Es kann durchaus sein, dass Symptome oder Hautprobleme durch die Mobilisierung der Giftstoffe erst einmal schlimmer werden. Dann ist es besonders wichtig, darauf zu achten, zusätzlich zum Löwenzahn viel Wasser zu trinken, so dass die Giftstoffe ausgeschieden werden.

Löwenzahnwurzeln werden geerntet, wenn die Pflanze ihre Kraft in diesem Pflanzenteil sammelt und dort der Stoffwechsel besonders aktiv ist, also im Frühling vor dem Blattaustrieb und im Herbst, wenn der Winter als Ruhezeit bevorsteht. Die Blätter können im Frühling frisch z. B. als Wildgemüse im Salat verzehrt oder auch für Tees oder Frischpresssäfte gesammelt werden. Wer sie trocknet und licht- und luftgeschützt lagert, hat ihre Kräfte das gesamte Jahr zur Verfügung.

Löwenzahntee

Verarbeite frische Löwenzahnblätter zu Tee.

Zutaten

* Max. 1 EL Löwenzahnblätter und -wurzeln, frisch oder getrocknet

Zubereitung & Anwendung

Für einen Löwenzahntee werden max. 1 EL frisches oder getrocknetes Kraut und Wurzeln mit kochendem Wasser übergossen. Lasse den Tee 20 Minuten zugedeckt ziehen und trinke ihn am besten vor dem Essen.

Sanddorn – sonnig & gehaltvoll

Im letzten Ostseeurlaub stand ich vor einem Sanddornstrauch. Angelockt von den leuchtend orangenen Beeren, war ich den Strand entlanggewandert. So staunte ich über diesen Strauch, der sich mutig direkt in die Düne stellt, starkem Wind und heftigstem Wetter trotzend – nur geschützt von zahlreichen sparrig-langen Dornen. Ich war hingegen eingewickelt in mehrere Lagen Pullover, trug eine warme Mütze, Handschuhe und einen Schal.

Sanddorn ist ein Strauch mit großer Widerstandskraft gegenüber Wind, Kälte und sehr starker Sonnenneinstrahlung. Ursprünglich stammt er aus der mongolischen Steppe und

So begleitet dich der Sanddorn durch deine Detox-Tage

- → Verwende jetzt Sanddornpeeling, um die Durchblutung der Haut anzuregen. Es hilft, alte Hautschüppchen abzurubbeln und regt die Durchblutung an.
- → Genieße einen heißen Sanddornsaft an grauen Novembertagen und lasse dich von seiner sonnigen Farbe mit guter Laune anstecken. Dafür gießt du 5 EL Sanddornsaft und etwas Honig mit heißem Wasser auf.
- → Verwende Sanddorn als regionale Alternative zur Zitrone. Der Saft wird im Körper basisch verstoffwechselt und du kannst deine Detox-Getränke damit ergänzen.

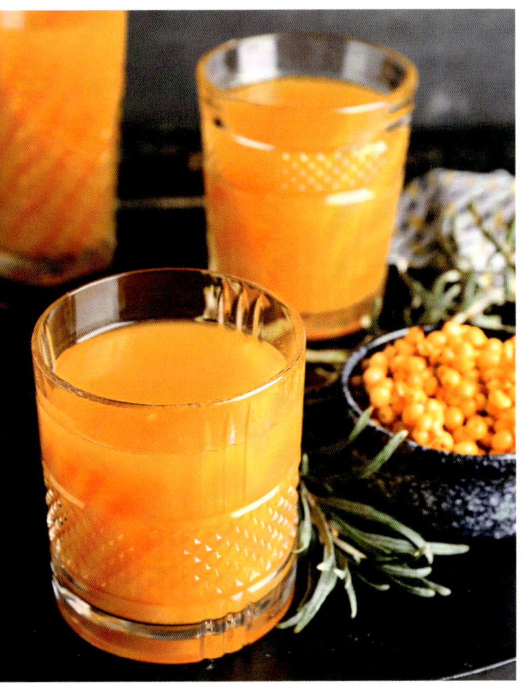

Sanddorn unterstützt mit seinem hohen Vitamin-C-Gehalt dein Immunsystem.

hat sich später auch hier eingebürgert. Mitgebracht von den mongolischen Reitern, verwilderte er schnell, denn an den Boden stellt er kaum Ansprüche und kann sogar an unwirtlichen Standorten wie Meeresküsten und Autobahnen gedeihen. Ohne Licht und Sonne geht es allerdings nicht. Mit der kräftigen Sonneneinstrahlung kann er eine Vielzahl an Vitaminen, kräftige Farbstoffe und ein Öl bilden. Er ist übrigens die einzige bei uns wachsende Pflanze, die so viel fettes Öl bildet, dass sie es sogar im Fruchtfleisch einlagert. Die Liste seiner Inhaltsstoffe ist wirklich beeindruckend. Neben den oben genannten Stoffen enthalten die Früchte außerdem Provitamin A, Vitamin E und sogar Vitamine der B-Gruppe sowie Betacarotin in den Früchten. Im Herbst, wenn die kleinen Beeren am Strauch hängen, beginnt die Ernte. Sanddorn wird traditionell »gemolken«, weil die Beeren beim Pflücken sofort platzen. Bei der professionellen Ernte in Sanddornplantagen werden ganze Äste abgeschnitten und anschließend eingefroren, weil die Beeren dann leichter zu ernten sind. In der DDR wurde der Sanddorn wegen seiner Genügsamkeit als »Zitrone des Nordens« in großem Stil als Ersatz für Vitamin-C-haltige Zitronen und Orangen angebaut.

Für mich ist der leuchtend orangefarbene Saft im Herbst und Winter eine Wohltat. Ich trinke ihn regelmäßig aufgegossen mit Honig und heißem Wasser. Seine kräftige Farbe ist ein sonniger Kontrast zum tristen Graubraun der Natur draußen. Zwar schmeckt er sehr sauer und etwas herb, hilft aber mit seinem hohen Gehalt an Vitamin C dem Immunsystem auf die Beine, um ungemütliche Wind-und Regen-Wetterlagen ohne Erkältung zu überstehen. Übrigens decken schon zwei Esslöffel von reinem Sandornsaft den Tagesbedarf eines Erwachsenen an Vitamin C. Ich vermische den Muttersaft, so heißt der pure Saft, mit Honig und habe dieses Glas in den kalten Monaten immer im Kühlschrank. Den Sanddorn-Honig verwende ich für Salatdressings, um Tees zu süßen, oder ich lutsche ihn teelöffelweise wie ein Bonbon bei ersten Anzeichen einer Erkältung.

Das Vitamin C gehört ebenso wie das Betacarotin zu den wichtigen Radikalfängern. Freie Radikale entstehen tagtäglich in unserem Stoffwechsel, aber auch durch Stress, Nikotinkonsum, Alkohol oder Umwelteinflüsse. Dabei kommt es zu einer Kettenreaktion, auch oxydativer Stress genannt, der zu Schäden von Zellen und DNA führen kann. Darum unterstütze ich meinen Körper, indem ich regelmäßig Antioxidantien über die Nahrung aufnehme. Besonders während der Detox-Tage entlastet das den Stoffwechsel. Sanddornsaft ist im Herbst neben Hagebutten meine Lieblingsquelle für Radikalenfänger.

Das im Fruchtfleisch enthaltene fette Öl ist sehr hautpflegend und wundheilend und kann auf die Haut aufgetragen werden. In der Hautpflege hat es einen großen Stellenwert. Dem Fruchtfleischöl werden hautverjüngende Eigenschaften zugeschrieben. Wer das ausprobieren möchte, kann sich in seine Hautpflege Sanddornfruchtfleischöl tropfen und sie damit aufwerten. Bei Entzündungen im Magen-Darm-Trakt wird es tropfenweise auch innerlich empfohlen. Auch aus den Samen wird ein farbloses Kernöl gepresst. Dieses enthält sehr viel Omega-3-Fettsäuren, die, innerlich angewendet, u. a. Herz-Kreislauf-Erkrankungen vorbeugen können, äußerlich angewendet auch bei chronischen Hauterkrankungen mit Erfolg eingesetzt werden.

Sanddornpeeling

Sanddorn hat eine unglaublich schöne Farbe. Die kleinen Beeren leuchten am Strauch wie kleine Sonnen. Darum verwende ich den Sanddorn gerne in den Herbstmonaten, wenn die Natur auf dezente Farben umstellt und das triste Grau auf meine Stimmung schlägt. Der Saft eignet sich nicht nur für leckere Getränke und Salatdressings. Ich verwende ihn ebenso für hautpflegende Peelings, die gute Laune machen.

Zutaten

* 5 EL Salz
* 1 EL Sanddornsaft
* 1 TL Honig
* 1 Schuss Olivenöl
* 3–5 Tropfen ätherisches Öl (z. B. Orange) nach Belieben

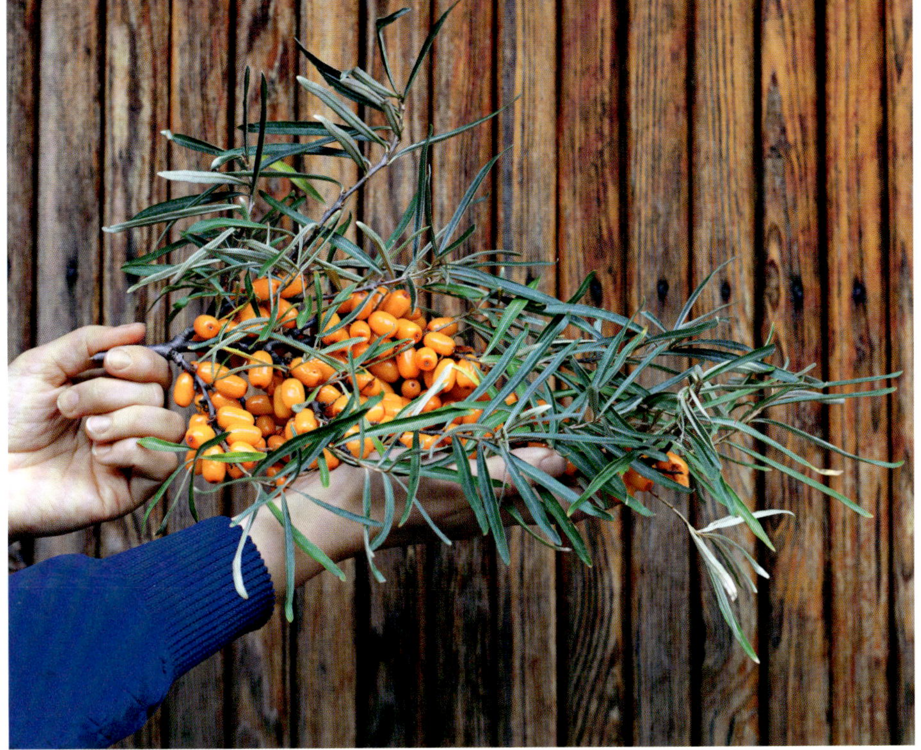

Sanddornbeeren werden im Spätherbst geerntet, sobald sie orange leuchten.

Zubereitung & Anwendung

Mische die Zutaten in einer kleinen Schale, bis eine cremige Masse entsteht. Wenn du magst, kannst du ein paar Tropfen ätherisches Öl verwenden. Bei empfindlicher Haut gehe mit den ätherischen Ölen eher sparsam um oder verzichte ganz darauf. Trage das Sanddornpeeling nach dem Duschen auf die feuchte Haut auf und massiere es vorsichtig ein. Anschließend abduschen und vorsichtig abtrocknen. Das Öl kann so besonders gut in deine Haut einziehen. Das Peeling ist einige Wochen haltbar. Bitte nicht im Gesicht, auf Schleimhäuten oder verletzter Haut anwenden.

Sanddorn-Honig

Der Sanddorn-Honig liefert viele Vitamine und kräftige Farbstoffe, die als Radikalfänger wirken und den oxidativen Stress mildern.

Zutaten

* 100 ml Sanddorn-Muttersaft
* 100 g Honig
* 1 Schraubglas

Zubereitung & Anwendung

Mische in einem Schraubglas den Sanddorn-Muttersaft mit dem Honig. Diese Mischung kannst du teelöffelweise lutschen oder dein Haferflocken-Porridge damit süßen und auch dekorieren. Ich habe in der kalten Jahreszeit immer einen kleinen Vorrat davon im Kühlschrank – gekühlt hält sie sich etwa 10 Tage. Aus dem Sanddorn-Honig kannst du auch ein leckeres Dressing für Salate herstellen. Dafür vermischst du 50 ml Sanddorn-Honig, 1 TL Senf, 2 EL kaltgepresstes Olivenöl und etwas Salz. Dieses orangefarbene Dressing ist ein fröhlicher Hingucker für alle Blattsalate.

Diese Kräutertees eignen sich zusätzlich im Herbst

- → Goldrute – unterstützt die Nieren und schenkt sonnige Stimmung
- → Brennnessel – dieser wehrhafte Kraftbringer ist sehr mineralienhaltig und basisch
- → Ackerschachtelhalm – aufbauend, kräftigend für das Bindegewebe und ebenfalls basisch

DEINE HERBST-RITUALE

Im Herbst rascheln überall bunte Blätter. Die Natur bereitet sich auf den Winter vor. Bis dahin gibt es den Altweibersommer Ende September, wunderschönes goldenes Licht im Oktober und den geheimnisvollen Nebel im November. Was magst du am Herbst besonders und wie kannst du ihn genießen? Nutze die Stimmung des Herbstes und mache es dir während deiner Detox-Zeit mit Kerzen und warmem Tee gemütlich. Das tut jetzt besonders gut. Mehr Ideen und Anregungen findest du hier und auf den folgenden Seiten.

Einen Herbstspaziergang machen

Das Besondere am Herbst sind für mich die Blätter, die in allen Farben die Bäume schmücken, bevor sie zu Boden fallen. Sie sind wie ein Abschiedsfeuerwerk der Natur. Ein bunter Gruß und die Einladung, jetzt noch einmal in der Fülle zu baden, bevor die Natur sich in ein graues Kleid zurückzieht. Die gelb-orangenen Blätterfarben wirken stimmungshebend und machen das Licht in dieser Zeit besonders. Jetzt sind vermehrt auch größere Spinnen unterwegs. Vielleicht kannst du morgens ihre mit Tau benetzten Spinnweben glitzern sehen.

Natur-Baden

Mache einen Herbstspaziergang durch die Natur oder einen Park. Nimm dir etwas Zeit und nimm die Umgebung mit allen Sinnen wahr: Wie riecht die Luft? Wie klingt das Rascheln der verschiedenen Blätter? Aus welcher Richtung kommt der Wind? Welche Farbe hat der Himmel? Welche Pflanzen gibt es hier? Kennst du sie?

Gehe nur halb so schnell wie gewöhnlich. Schaue, ob du ein Herbstblatt findest, das dir besonders gefällt. Nimm es mit nach Hause, wenn du magst. An trockenen Tagen gesammelte Blätter presse ich zwischen Zeitungspapier und Büchern für 2 bis 3 Wochen. So sind die Blätter lange haltbar und behalten ihre Farbe. Du kannst auch ein Mandala aus bunten Blättern auf dem Waldboden gestalten. Das macht zusammen mit Freunden oder Kindern besonders viel Spaß. Mache dir Notizen von deinen Erlebnissen.

Deine Wurzeln stärken

Wurzeln sind für Pflanzen lebenswichtige Organe. Mit den Wurzeln verankern sie sich in der Erde. Wurzeln versorgen die Pflanze mit Nährstoffen aus dem Boden. Über den Boden vernetzen sich Pflanzen mit Pilzen und zum Teil auch mit anderen Pflanzen. Wenn im Herbst oberirdische Pflanzenteile absterben, wird wieder Humus und gute Erde daraus – diese ist dann Nahrung für die kommende Generation.

Der Herbst ist ein guter Moment, im übertragenen Sinn auch über unsere eigenen Wurzeln nachzudenken. Überlege doch einmal, was dir Kraft und Halt gibt. Unsere Wurzeln können wir zum Beispiel in unserer Heimat, in unserem Zuhause oder bei unserer Familie finden.

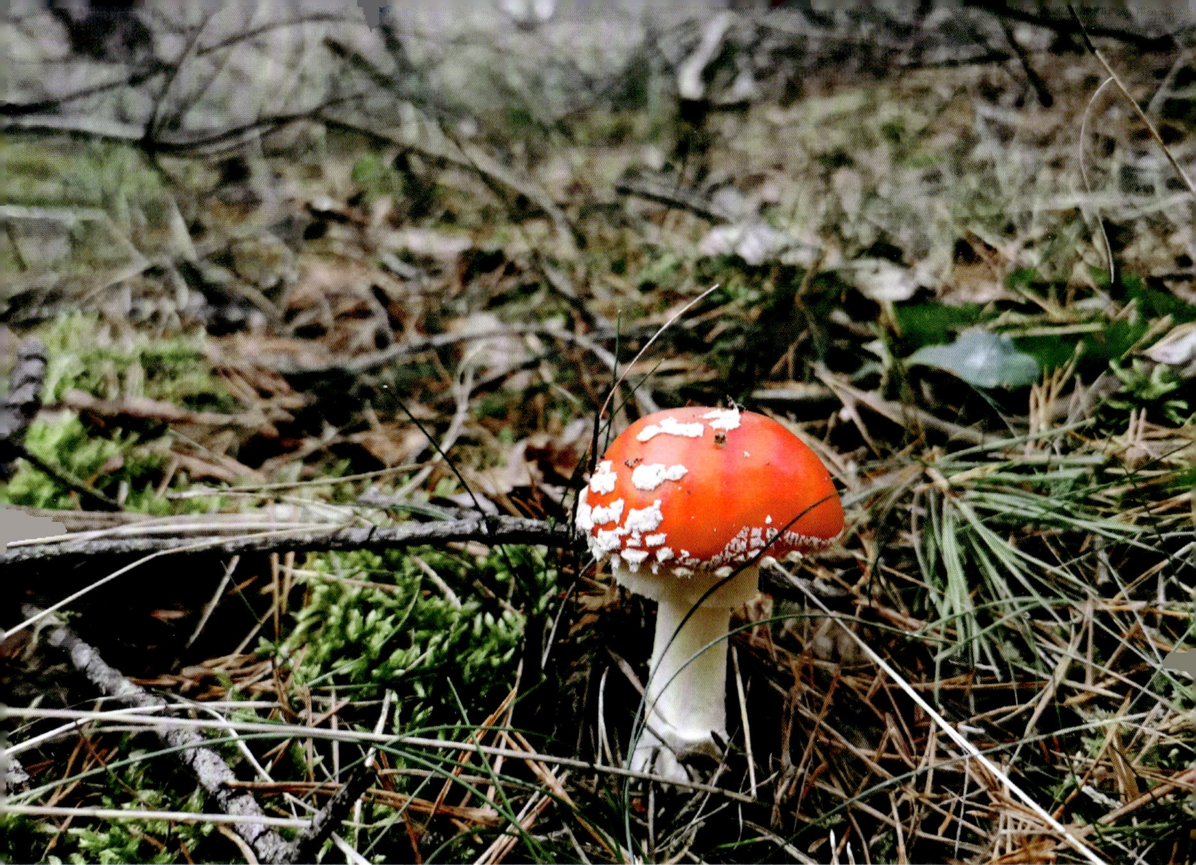

Der Herbst hält viele Überraschungen für dich bereit.

Anleitung zur Meditation

Mache einen Spaziergang an einem Ort, am besten an einem Ort mit großen Bäumen. Suche dir einen ruhigen Platz. Schließe deine Augen und atme tief ein und aus. Spüre die Erde unter deinen Füßen. Wie fühlt sie sich an? Und dann stelle dir vor, du lässt Wurzeln aus deinen Füßen in die Erde wachsen. Wie sehen deine Wurzeln aus? Bilden sie ein flaches Netz? Oder gleichen sie einer tiefen Pfahlwurzel? Was brauchen deine Wurzeln, um stark und kräftig zu sein? Stelle dir vor, wie du alles, was du nicht mehr benötigst, in die Erde abgibst. Stelle dir auch vor, wie deine Wurzeln dich nähren und wie sie dir Kraft geben. Dann komme mit einem tiefen Atemzug zurück. Du kannst dich auch strecken und bewegen. Mache dir Notizen in deinem Tagebuch.

Loslassen

Ich habe es schon oft erlebt, wie Kursteilnehmende beim Fasten beginnen, ihre Wohnung zu entrümpeln oder gründlich aufzuräumen. Loslassen ist ein wichtiger Aspekt beim Detoxen. Es geht ja darum, Stoffwechselprodukte »loszulassen« und auszuscheiden. Oft stößt der Reinigungs- und Entrümpelungsprozess im Körper den Wunsch nach Veränderungen im Außen an. Das eigene Zuhause neu zu ordnen und hier Klarheit zu schaffen, kann tat-

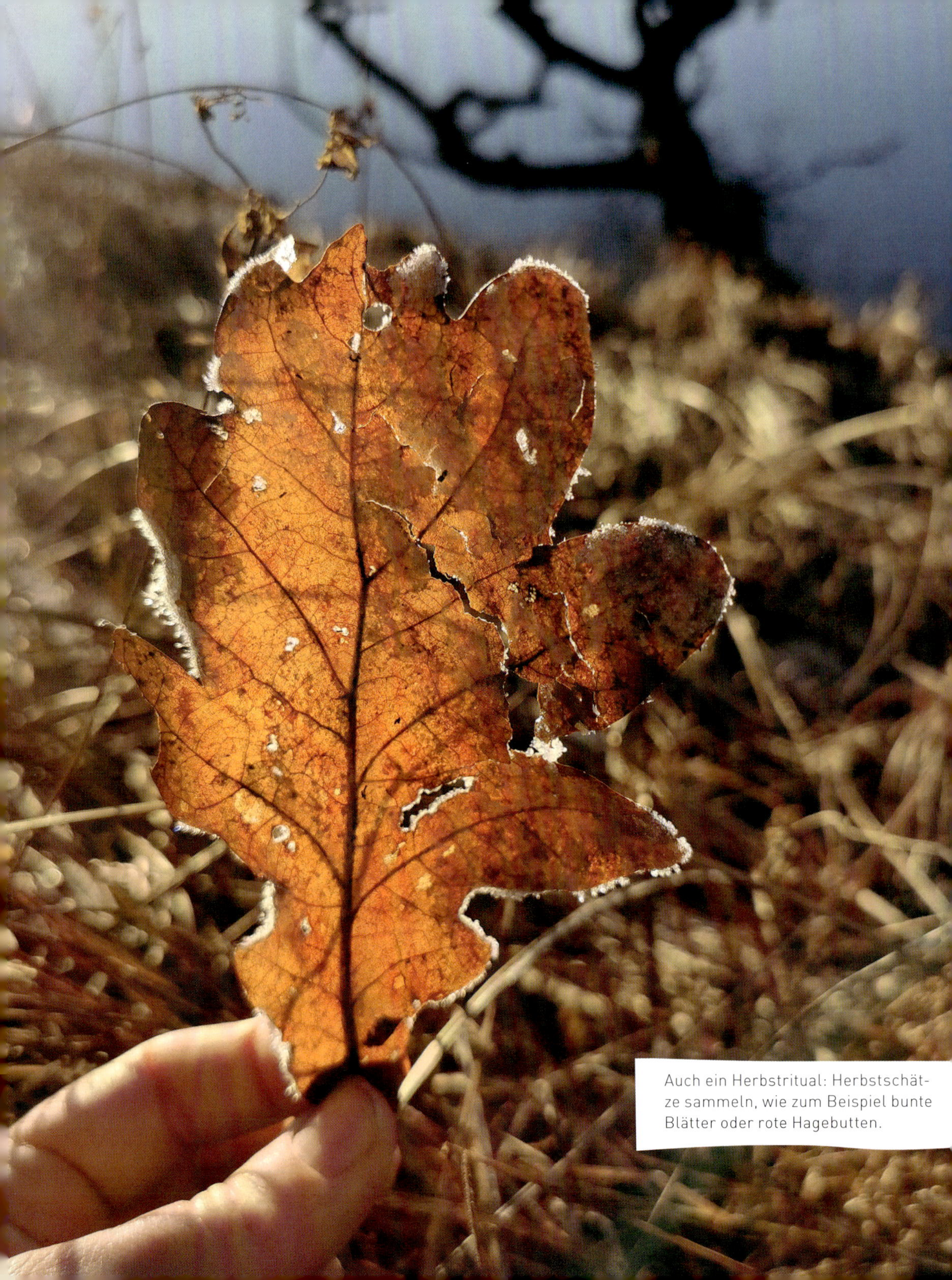

Auch ein Herbstritual: Herbstschätze sammeln, wie zum Beispiel bunte Blätter oder rote Hagebutten.

sächlich ein Teil deines Detox-Programms sein und als besonders befreiend empfunden werden.
Du darfst deine Detox-Kur also gerne durch ein kleines Entrümpelungsprogramm erweitern. Alternativ findest du hier eine Anleitung für ein kleines Ritual zum Loslassen, denn Entgiften ist Loslassen auf einer ganz körperlichen Ebene.

Anleitung für ein Ritual zum Loslassen

Du brauchst dafür einen Stein, der dich anspricht. Das kann ein einfacher Kieselstein sein, den du bei einem Spaziergang gefunden hast. Außerdem solltest du an einem Ort sein, wo du den Stein in das Wasser oder in die Erde versenken kannst.
Nimm den Stein in deine Hände. Überlege dir, was du loslassen möchtest. Das kann zum Beispiel eine Angewohnheit oder ein Gefühl sein. Nun überlege dir, wofür das, was du loslassen möchtest, gut war. Schließlich hat dich die Angewohnheit, das Gefühl etc. eine Weile begleitet. Bedanke dich.
Dann stelle dir vor, wie du das, was du nun nicht mehr brauchst, durch deine Hände in den Stein abgibst. Wenn du alles in den Stein abgegeben hast, wirf den Stein in einen Fluss, in einen See oder in das Meer. Alternativ kannst du ihn auch in der Erde vergraben.

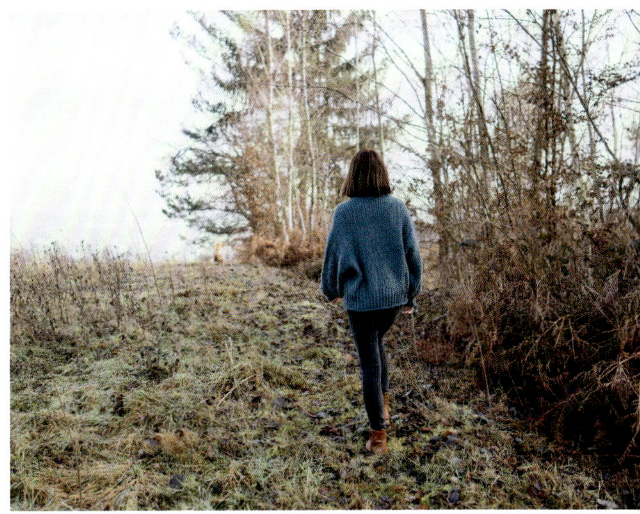

Nimm während deines Spaziergangs die Herbstfarben bewusst wahr.

DETOX-REZEPTE – DEINE DETOX-KUR IM HERBST

Die Rezepte sind so bunt wie der Herbst, enthalten wärmende Kräuter und Gewürze und bringen Licht in die dunkler werdenden Tage.
Herbst ist Wurzelzeit. Wurzeln von Meerrettich, Löwenzahn, Wegwarte oder Klette werden jetzt geerntet, wenn die Pflanzen sich für den Winter in die Erde zurückziehen. Die komplette Lebenskraft, der Stoffwechsel – alles ist jetzt in den Wurzeln unter der Erde. Darum nutzen wir die Wurzeln von saisonalem Gemüse wie Rote Bete, Möhre, Kartoffel oder Pastinake für aromatische Detox-Gerichte.

Basische Wurzelsuppe

Suppen sind schnell zubereitet. Koche am besten einen kleinen Vorrat für 2–3 Tage, das erleichtert dir die Menüplanung während der Detox-Tage. Gerade an kalten Tagen wärmen Suppen die Seele und die kalten Hände vom Fahrradfahren.

Zutaten (2–3 Portionen)

2 Pastinaken * 300 g Kartoffeln * 3 Möhren * 6 kleine Tomaten * etwas Petersilie, Salz, Pfeffer nach Belieben

Zubereitung

> Pastinaken, Kartoffeln und Möhren waschen, schälen und in Würfel schneiden.
> In einen Topf geben und mit reichlich Wasser bedecken, zum Kochen bringen. Köcheln lassen, bis die Gemüse bissfest sind.
> Tomaten halbieren und kurz in der heißen Suppe mit geschlossenem Deckel ziehen lassen.
> Mit Salz, Pfeffer abschmecken. Petersilie fein hacken und unterrühren.

Ofengemüse in den Herbstfarben

Ofengemüse mag ich im Alltag besonders gerne, weil es sich quasi allein kocht. Mittlerweile habe ich schon viele Gemüse ausprobiert und für jede Saison meine Lieblingsvarianten herausgefunden. Das Ofengemüse kombiniere ich gerne mit grünen Blattsalaten und Nüssen. Hier eine Herbstvariante vom Ratzfatz-Ofengemüse in knalligem Orange für gute Laune an grauen Herbsttagen:

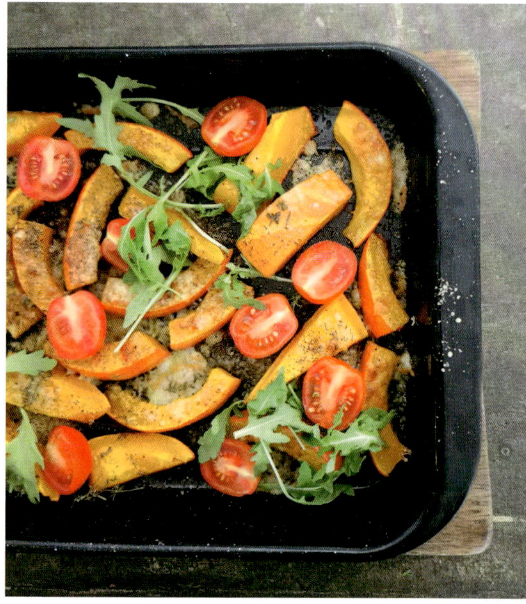

Hole dir den bunten Herbst auf den Tisch!

Zutaten (2-3 Portionen)

Für das Ofengemüse:
½ Hokkaido-Kürbis * 300 g Brokkoli * Olivenöl * Salz, Pfeffer
Für das Buchweizen-Crunch:
5 EL Buchweizen * 3 EL Sesamsamen * ½ EL Fenchelsamen * 2 EL Thymian * 1 TL Rosmarin * 1 TL Salz
Für das Dressing:
1 TL Honig * 1 TL Senf * 1 EL Olivenöl * 2 EL Apfelessig

Zubereitung

> Ofen auf 200 Grad (Umluft) vorheizen. Für das Ofengemüse den Kürbis in Streifen schneiden, den Brokkoli waschen und in Röschen zerteilen, Auflaufform und das Gemüse mit Olivenöl einpinseln, mit Salz und Pfeffer bestreuen, bei 180 bis 200 Grad backen, bis das Gemüse weich wird.
> In der Zwischenzeit das Crunch zubereiten: Sesam und Buchweizen in einer Pfanne ohne Fett rösten, bis sie sich bräunen und duften, dann die Kräuter und das Salz dazugeben und kurz mit anrösten. Abkühlen lassen. Reste bewahre ich luftdicht auf.
> Für das Dressing alle Zutaten miteinander verrühren. Das Ofengemüse auf einem Teller anrichten, mit dem Dressing beträufeln und das Crunch darüberstreuen.

Teemischung, um dich mit deinen Wurzeln zu verbinden

Diese Teemischung enthält Wurzelpower pur! Sie fördert die Entspannung und regt die Verdauung und die Entgiftung an. Ich habe hier drei einheimische Wurzeln gemischt. Sie können getrocknet oder auch selbst gesammelt und frisch verwendet werden. Natürlich bekommst du die Pflanzen auch in der Apotheke. Trinke den Tee während deiner Detox-Tage 3-mal täglich, am besten jeweils eine Tasse frisch aufgebrühten Tee vor dem Essen.

Zutaten

20 g Löwenzahnwurzel * 20 g Klettenwurzel * 20 g Angelikawurzel

Zubereitung & Anwendung

> Die Wurzeln mischen. Max. 1 gestrichenen EL mit 250 ml kochendem Wasser übergießen und zugedeckt 20 Minuten ziehen lassen.

> Du kannst den Tee für kleine Entspannungspausen nutzen. Mache es dir in einem Sessel oder auf dem Sofa gemütlich und genieße den Tee und eine kurze Auszeit für dich! Entspannung unterstützt die Ausleitung.

Bircher Müsli mit Apfel & Sanddorn

Ich liebe eingeweichte Haferflocken! Sie wärmen von innen und befriedigen den Hunger auf Süßes, wenn das Nervensystem überreizt ist. Hafer ist sehr nahrhaft und enthält wahnsinnig viele Mineralien, Vitamine und gesunde Fette. Er bietet diese in einer leicht verdaulichen Form an und ist so die ideale Nahrung für Kinder, Kranke, stillende Frauen und Sportler. Diabetikern wird Hafer empfohlen, um der stoffwechselbedingten Acidose (Übersäuerung) entgegenzuwirken. Es gibt keinen Grund für uns, auf die Superpower des Hafers zu verzichten! Und es gibt unendliche Möglichkeiten, dieses Frühstück mit Obst und Nüssen zu variieren!

Zutaten (1 Portion)

4 EL zarte Haferflocken * Pflanzenmilch * ½ geriebenen Apfel * 1 TL Sanddornsaft, mit 1 TL Honig gemischt
Zum Anrichten:
Nach Belieben Apfel (klein geschnitten) * gehackte Mandeln * Blütenpollen * Cassia-Zimtpulver

Zubereitung

> Die Haferflocken mehrere Stunden (oder über Nacht) in der Pflanzenmilch einweichen, den Sanddorn-Honig darübergeben.

> Dann mit dem Apfel, dem Cassia-Zimt, den Mandeln und Co. anrichten.

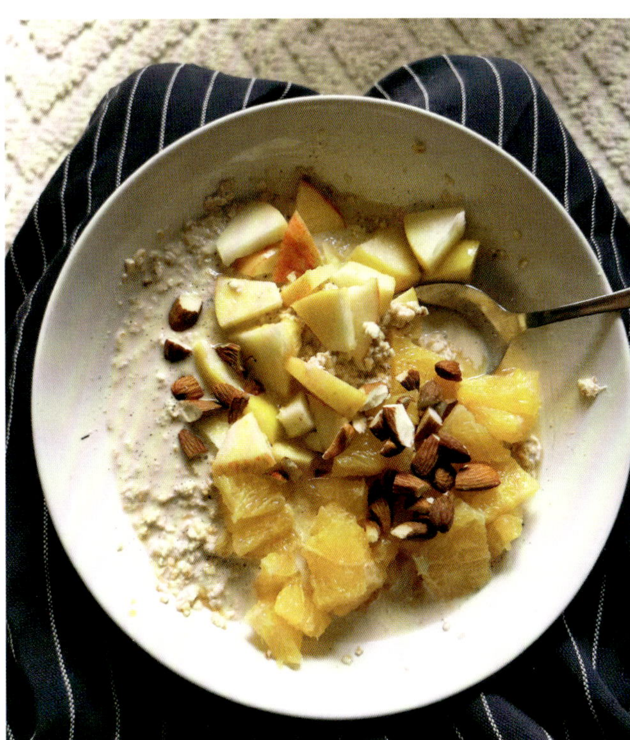

Haferflocken sind Nervennahrung und wärmen von innen.

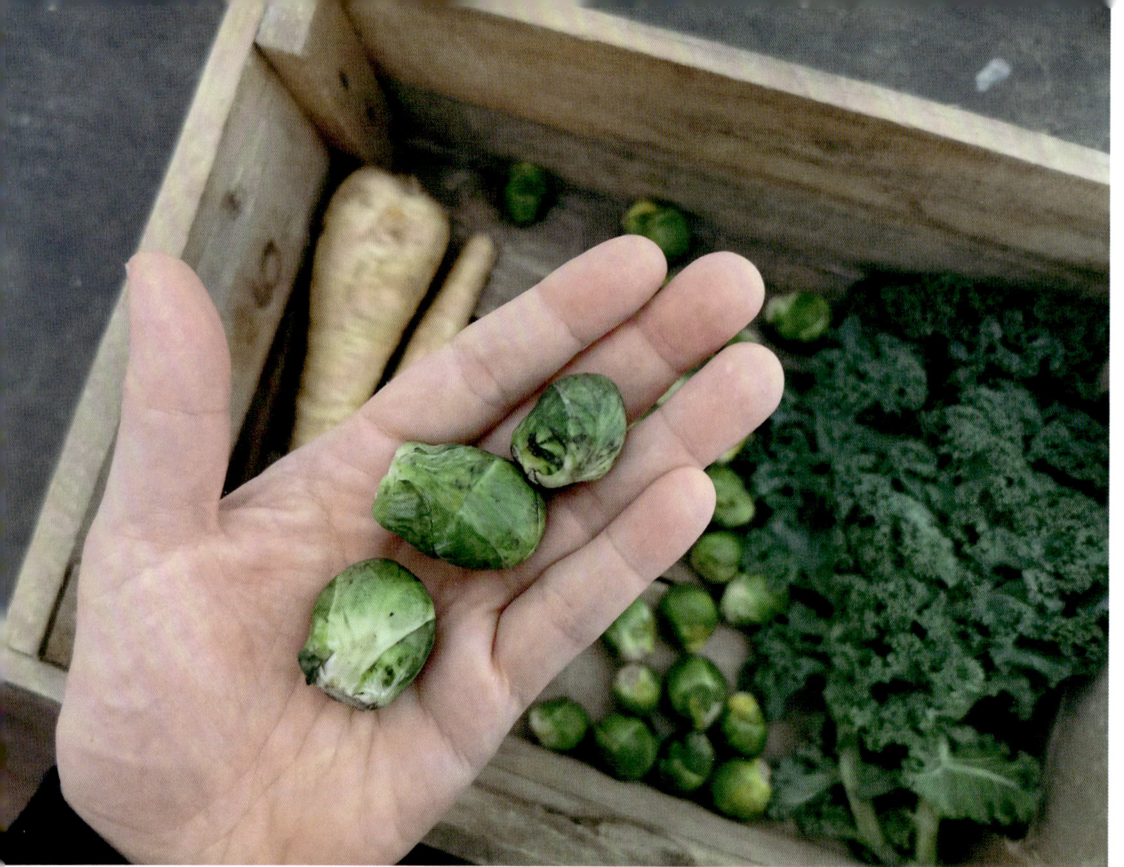

Goldmaries Würzpulver verleiht auch Ofengemüse mit Rosenkohl die richtige Würze.

Basisches Würzpulver – Goldmaries Würzpulver

Nach einem fleißigen Arbeitsjahr hat Goldmarie Heimweh und möchte zurück in ihr Heimatdorf und zu ihrer Familie. Zum Abschied kocht sie noch einmal, um sich bei Frau Holle zu bedanken. Es gibt eine leckere Gemüsepfanne mit einer ganz speziellen Würzmischung. Heimat, Fleiß, Herzenswärme und Dankbarkeit – das alles steckt in diesem Abschiedsmahl. Wie ihr wisst, wird Goldmarie reich belohnt werden. Euch verrate ich die magische Würzmischung …

Zutaten

½ EL Fenchelsamen * 1 EL Thymian * 1 EL Rosmarin * 5 EL Sonnenblumenkerne, geröstet * etwas Salz

Zubereitung & Anwendung

> Die Kräuter vorsichtig in der Pfanne anrösten und zusammen mit den gerösteten Sonnenblumenkernen mörsern.

> Dieses Würzpulver ist für alle Gemüsekreationen geeignet. Ich mag die Textur in Zusammenhang mit Salaten oder Gemüse. Du kannst damit die oben genannten Gerichte verfeinern oder eigene Kreationen damit aufpeppen. Das Würzpulver eignet sich für Salate und Gemüsegerichte.

Pflanzensteckbriefe

Hafer

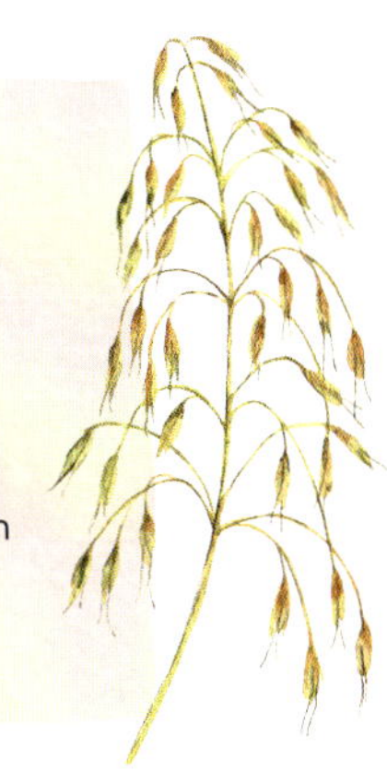

Name *Avena sativa*
Standort wird auf Feldern angebaut
Aussehen Süßgras mit lockerer Rispe, 30 bis 40 cm hoch
Inhaltsstoffe Avenin, Mineralstoffe, Kieselsäure
Im Korn zusätzlich Schleimstoffe, Vitamin B, Lecitine, Biotin, Folsäure
Anwendung Haferflocken als Nervennahrung und Schonkost, Tee aus dem Kraut zur Entspannung und Beruhigung, entsäuernd und entgiftend
Verwendete Pflanzenteile Kraut vor der Blüte, Früchte

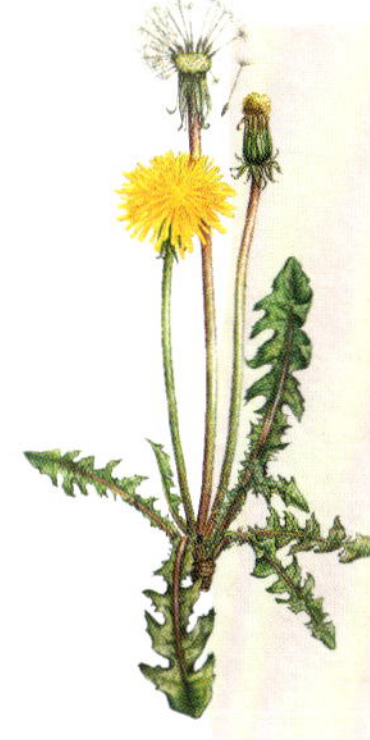

Löwenzahn

Name *Taraxacum officinalis*
Standort Wiesen, Wegränder
Aussehen typische Blattrosette, gelbe Blüten im Frühjahr, aus denen sich ein Pappus entwickelt, alle Pflanzenteile enthalten einen Milchsaft
Inhaltsstoffe Bitterstoffe, Kalium, Flavonoide
Anwendung regt die Leber und die Nieren an, antirheumatisch, entgiftend, blutreinigend
Verwendete Pflanzenteile Blätter, Wurzeln

Sanddorn

Name *Hippophae rhamnoides*
Standort: bevorzugt sonnige Standorte, an der Ostsee, kalkhaltige Sand- und Kiesböden, in den Alpen bis 1800 m Höhe
Aussehen Strauch mit sparrigem Wuchs, orangene Beeren werden im Spätsommer gebildet, Dornen
Inhaltsstoffe Beeren Betacarotin, B-Vitamine, Vitamin C, fettes Öl
Anwendung aktiviert das Immunsystem, einheimischer Ersatz für Zitronen, liefert Radikalenfänger
Verwendete Pflanzenteile Früchte

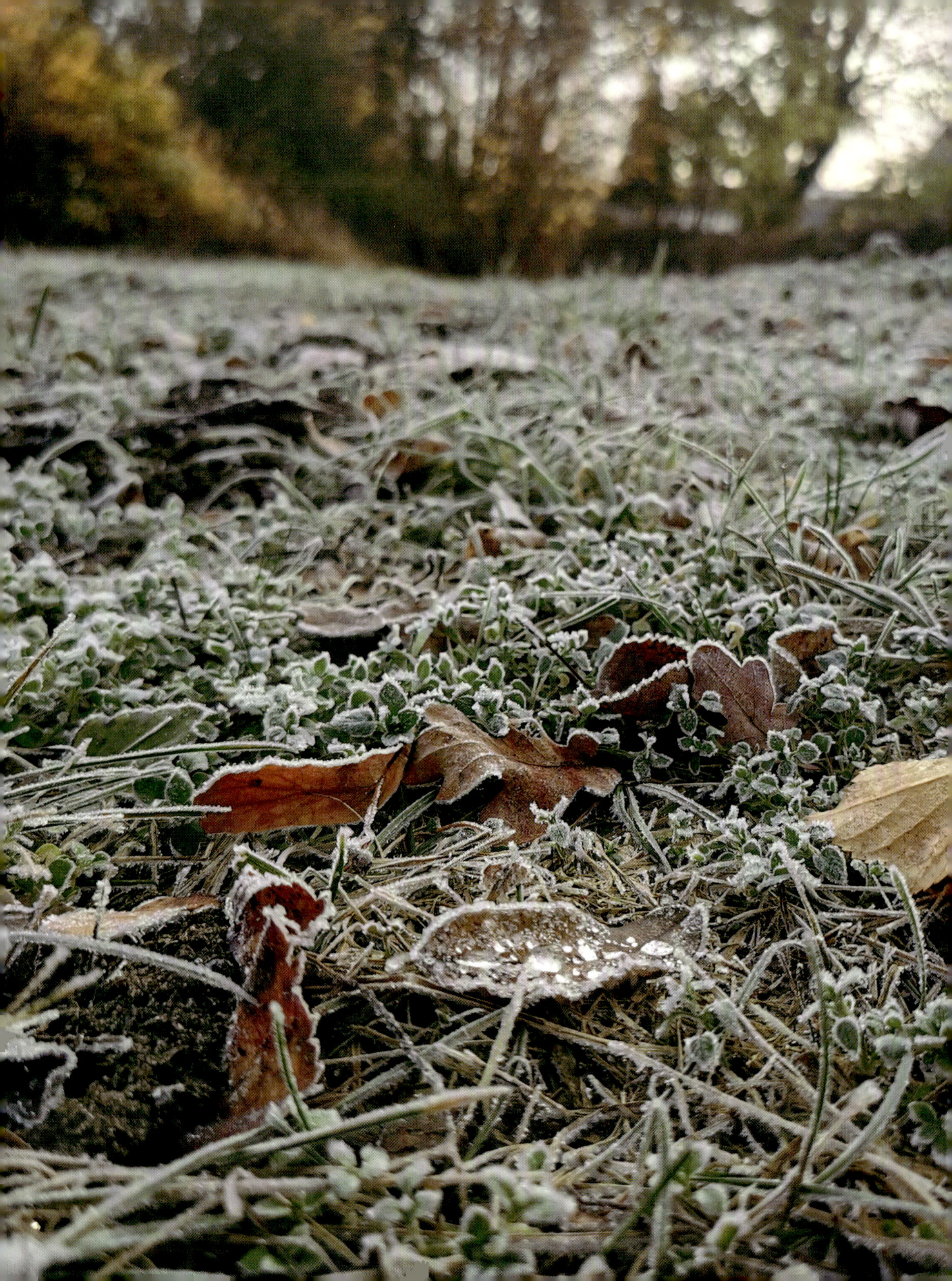

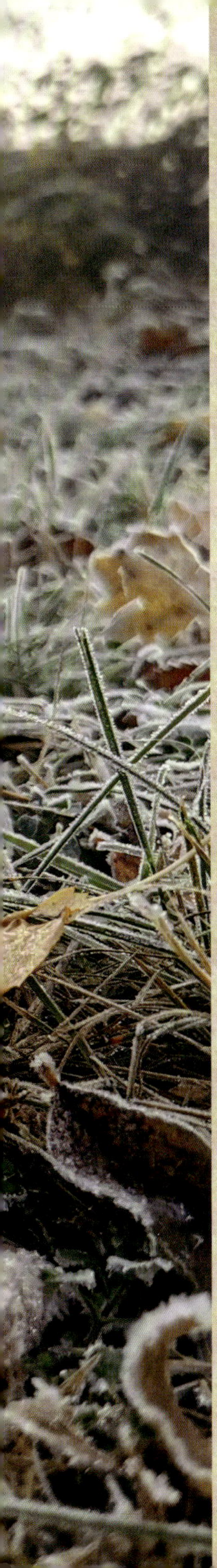

Winter

RÜCKZUG, REFLEXION, RAUNÄCHTE

Der Ostwind beißt die Wangen rot.
Ein Meisenmann pickt
Sonnenblumenkerne vom Fensterbrett,
bis die Schneeglöckchen
im Sonnenschein klingeln.

Winter

DIE NATUR KOMMT ZUR RUHE

Das Leben wird still im Winter. Die Natur gönnt unseren Augen eine Pause und kleidet sich in Graubraun oder wird umhüllt von einem Schneeweiß. Unser Leben verlagert sich in diesen Monaten in die gemütlichen Ecken der Wohnung, und die Wärmflasche wird zum unverzichtbaren Accessoire.

Alles was wärmt, tut einfach gut. Duftender Lindenblütentee, die Wärmflasche, Wollsocken und wärmende Gewürze werden jetzt zu meinen täglichen Begleitern. wir können die Zeit des Stillstandes für eine Innenschau und Reflexion nutzen, unsere Ziele hinterfragen und so unser Leben sinnvoll ausrichten.

Mit der Wintersonnenwende am 21.12. werden die Tage wieder länger und das Licht kehrt ganz langsam, fast unmerklich zurück. Mit dem zunehmenden Licht im Januar keimt nicht nur die Hoffnung auf die wiederkehrende Lebendigkeit und Kraft. Auch Schneeglöckchen und ungeduldige Samen räkeln sich in der Erde und warten auf ihren großen Auftritt. Tatsächlich werden jetzt im Winter nur vereinzelt Schlehen oder auch die Misteln geerntet. Mit dem Austreiben der Bäume kommen ab Februar auch Blattknospen von Pappeln oder Birken dazu.

Um die Wintersonnenwende beginnt auch die magische Zeit der 12 Raunächte. Diese Tage zwischen den Jahren sind umrankt von vielen Geschichten, Mythen und Bräuchen, die die Menschen in das neue Jahr begleiten. Es ist eine Zeit für Träume, Ideen, Märchen, Hoffnungen, Fokussierung, Gebete, die Frage nach dem Sinn und für Klärung. Die Raunächte sind für mich die wichtigsten Tage im Jahr, um zu reflektieren und die Weichen für die kommenden Monate zu stellen.

Ebenso gilt es jetzt, Altes loszulassen, zu verabschieden und Platz zu machen, damit das Neue gut und ohne störende Altlasten beginnen kann.

Im Januar verändert sich das Licht, die Vögel beginnen wieder zu zwitschern. Mariä Licht-

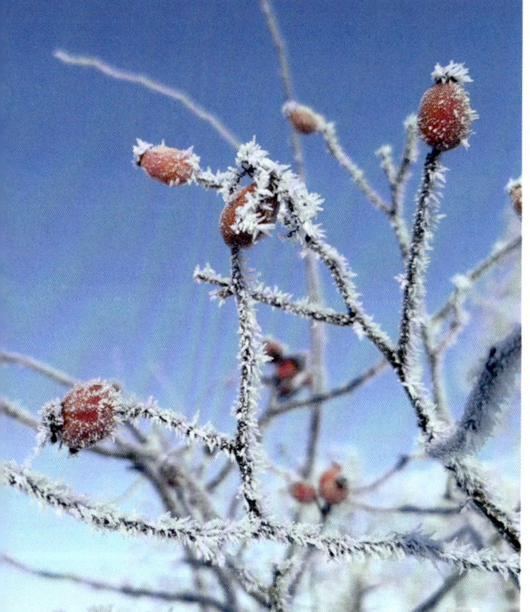

Der Winter ist besonders schön, wenn der Frost alles mit einer Glitzerschicht überzieht.

mess (2. Februar bzw. der Vollmond um den 1. Februar) signalisiert einen Umschwung im Jahreslauf. Es ist eine Zeit der Reinigung, die sich in der Natur in dem Weiß der Schneeglöckchen oder auch in Winterstürmen ausdrückt. Das Wort Februar leitet sich übrigens vom lat. Wort februare ab, was so viel wie »reinigen" bedeutet.
Im Februar oder März beginnt ebenso die 40-tägige Fastenzeit, die bis Ostern andauert. Diese Zeit finde ich für Detox-Tage ganz besonders geeignet. Jetzt ist die erneuernde und reinigende Kraft des ersten Lebenskeimes in vielen Kräutern zu finden. Darum werden sie in vielen Reinigungs- und Detox-Kuren sehr gerne integriert.

Die Winterstimmung für deine Detox-Tage nutzen

- Zelebriere die Raunächte vom 24.12. bis 06.01. für dich. Lege dir ein Tagebuch an. Nimm dir Zeit für Räucherwerk und Meditation. Gestalte diese Tage gut und passend für dich, um dich auf das kommende Jahr auszurichten. Sicherlich sind die Weihnachtstage nicht besonders fürs Detoxen geeignet. Aber vielleicht sind ein paar Detox-Tage nach Weihnachten ein guter Abschluss für die intensive Zeit der Raunächte.
- Licht und Kerzen spielen in den dunklen Winterwochen eine besondere Rolle. Dekoriere einen Jahreszeiten-Tisch mit Winter-Symbolen, Bildern und Kerzen. Abende im Kerzenschein wirken beruhigend. Nutze diese besondere Atmosphäre für Entspannungsmomente während deiner Detox-Tage.
- Genieße die Geschenke der Natur und mache einen Spaziergang durch Schneelandschaften oder Dunkelheit. Das ist das richtige Seelenfutter in dieser Zeit.
- Nutze den Flow der heller werdenden Tage und mache jetzt den Frühjahrsputz sowohl im Körper als auch in der Wohnung, denn Detoxen heißt auch, überflüssigen Ballast loszuwerden. Unser Körper ist nicht zuletzt die Wohnung für unsere Seele.

DIESE PFLANZEN UNTERSTÜTZEN DICH IM WINTER

In der Volksheilkunde wurde das Pflanzenwissen in Form von Geschichten, Bildern und Symbolen von Generation zu Generation weitergegeben. So wurde es bis heute bewahrt und vor dem Vergessen geschützt.
Einige Pflanzen sind in der Volksheilkunde symbolisch dem Mond zugeordnet. Die »Mond-Pflanzen« sind in der Regel an einer silbrigen Farbe, weißen Blüten oder feuchten

Standorten zu erkennen. Der Mond wiederum ist Symbol für das Unbewusste. Daher wurden »Mond-Pflanzen« im Volksglauben verwendet, um mit den eigenen Träumen, Gefühlen und der Intuition in Kontakt zu kommen. Auf körperlicher Ebene organisieren diese Pflanzen oft das Wasser, haben also Einfluss auf die Harnorgane und unterstützen so die Entgiftung. Der Beifuß ist so eine »Mond-Pflanze«. Mit seinen silbrigen Blättern verkörpert er für mich vor allem die mystische Seite des Mondes und wird deswegen gerne zum Räuchern eingesetzt. Bei der Gestaltung der Jahresfeste und während der Raunächte war er die wichtigste einheimische Heilpflanze. Zubereitungen aus Holunderblüten und Beeren durchwärmen den Körper im Winter, stärken die Abwehrkräfte und fördern die Entgiftung über die Haut. Einen ganz anderen Aspekt zeigt uns die Birke. Sie erscheint jugendlich und verspielt und macht uns zum Ende des Winters auf allen Ebenen wieder beweglich und dynamisch.

So begleitet dich der Beifuß durch deine Detox-Tage

- Ein Beifußtee löst seelische Spannungen und regt die Entgiftungsorgane Leber und Nieren an.
- Eine Räucherung mit Beifuß schenkt uns Einblicke in unsere Seele und hilft auf dieser Ebene aufzuräumen.
- Ein Fußbad wärmt die Füße und lässt uns sanft einschlafen, eine Massage mit wärmendem Öl schenkt tiefe Entspannung – sie erleichtert das Loslassen und fördert die Arbeit der Entgiftungsorgane.

Beifuß – unscheinbar & magisch (Monate: Dezember + Januar)

Der Beifuß ist sehr verbreitet und wächst gerne wild auf Brachen. Dabei versprüht er weder den süßen Charme von wildem Thymian noch hat er hübsche Blüten wie die Ringelblume. Er sieht eher etwas staubig und struppig aus, so dass er gerne am Wegesrand als Unkraut übersehen wird. Dabei ist der Beifuß eine wichtige alte Heilpflanze, die den Menschen schon seit Tausenden von Jahren begleitet. Beifußkraut wird bevorzugt zur Sommersonnenwende um den 21. Juni und in den Sommerwochen gesammelt und getrocknet. Im Herbst und im zeitigen Frühjahr kann man auch die duftenden Beifußwurzeln ernten. Ich verarbeite sie zu Räucherwerk oder setze ein wärmendes Beifußöl damit an.

Im Winter zeigt uns die Natur, dass der beste Zeitpunkt für Rückzug und Ruhe gekommen ist. Zeit, um uns mit uns und unseren Träumen und Herzenswünschen zu beschäftigen und unsere Ziele neu auszuloten. Eine Reinigung der Seele ist angesagt. Beifuß kann dies auf seine unscheinbare und magische Art sanft beschleunigen, denn er wirkt als Tee zubereitet anregend auf verschiedene Entgiftungsorgane. Seine umfassende reinigende Wirkung macht Beifuß zu einem wichtigen Wegbegleiter während deiner Detox-Tage. Beifußtee wärmt zudem kalte Füße, wirkt entkrampfend auf den Körper und die Seele, wirkt ausgleichend und harmonisierend auf den weiblichen Zyklus und sorgt für die wichtige Entspannung während der Kur. Wegen seiner wärmenden Qualitäten und der Zuordnung zum Mond schätze ich den Beifuß besonders in den kalten Wintermonaten – er ist dein Unterstützer in dieser magischen Zeit von Rückzug, Einkehr und Reflexion.

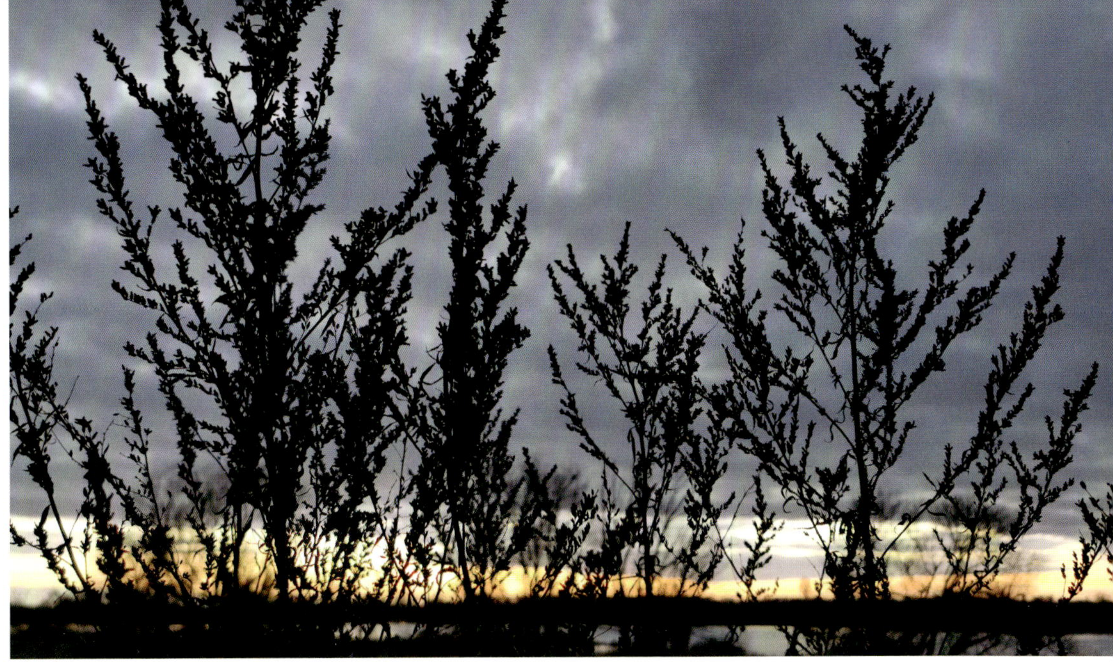

Beifuß ist ein weitverbreitetes »Unkraut«.

Als Pflanze, die dem Mond unterstellt ist, wurde der Beifuß im Volksglauben schon seit jeher benutzt, um mit dem Unbewussten in Kontakt zu kommen. Er ist eine der wichtigsten einheimischen Räucherpflanzen. Räucherungen mit dieser aromatischen Pflanze reinigen und klären den Geist. Ein Kräutersäckchen mit Beifußkraut unter dem Kopfkissen unterstützt das Träumen gerade im Winter und in Zeiten, in denen wir rastlos sind.
In den Raunächten ist der Beifuß ein treuer Begleiter. Er hüllt uns in eine duftend-schützende Decke, im Volksglauben vertreibt er böse Geister und Krankheiten und Ängste vor der ungewissen Zukunft.

Beifußtee

Dieser Tee begleitet die Ausleitung im Winter.

Zutaten

* 1 EL Beifußkraut

Zubereitung & Anwendung

Für einen Beifusstee wird maximal 1 EL Kraut mit 250 ml kochendem Wasser überbrüht und zugedeckt 10 Min ziehen gelassen. Der Tee sollte vor den Mahlzeiten, am besten 3-mal täglich frisch zubereitet getrunken werden. Eine Kur mit dem Tee sollte nicht länger als 4 Wochen dauern.

Beifußöl

Macht die Füße schön warm.

Zutaten

* 2 bis 3 EL getrocknetes Beifußkraut
* Schraubglas, Sieb
* 150 ml Olivenöl

Zubereitung

Für das Öl fülle getrocknetes und zerkleinertes Kraut (und/oder Wurzel) in ein kleines Schraubglas. Gieße das Olivenöl hinzu (bis 2–3 Finger unter dem Glasrand) und erwär-

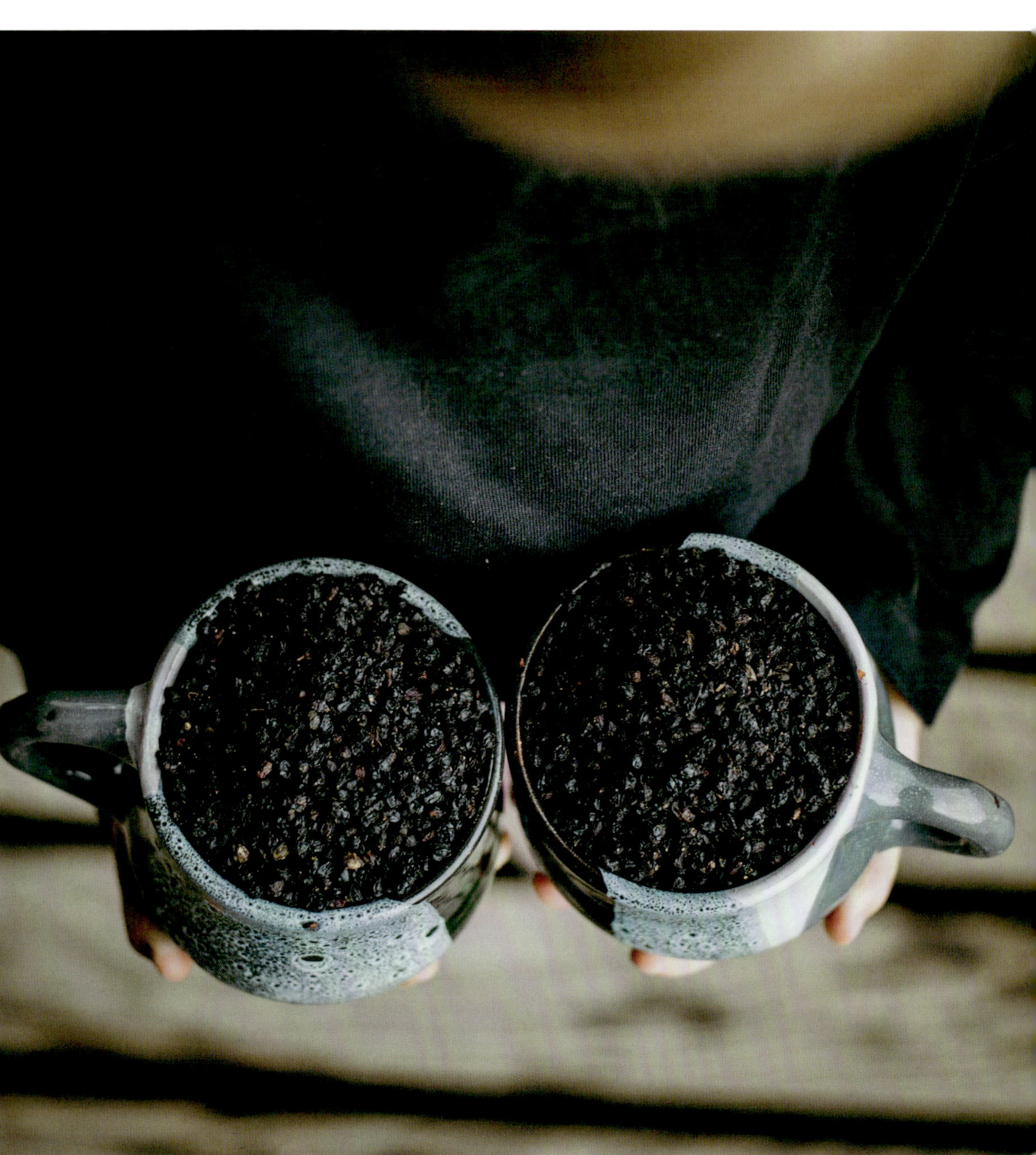

Der Holunder gilt als die Apotheke des Bauern.

me das Glas mit dem Öl und dem Kraut in einem Wasserbad vorsichtig, bis das Öl den Duft vom Beifuß verströmt. Das kann je nach Menge bis zu 2 Stunden dauern. Es ist auch möglich, das Glas mehrmals für eine kürzere Zeit zu erwärmen. Wichtig dabei ist, dass das Öl nicht zu heiß wird. Das Wasserbad hat die richtige Temperatur, wenn das Glas anfängt zu klappern.
Wenn das Beifußöl fertig ist, gieße es durch ein Sieb und fülle es am besten in ein dunkles (lichtgeschütztes) Glas um. Das Öl sollte kühl (nicht über 20 Grad) gelagert werden und ist ca. 1 Jahr haltbar.

Holunder – zart & frei (Monate: Dezember, Januar, Februar)

Der Holunder kann ein beeindruckender Busch werden und eine Höhe von 5 bis 7 Meter erreichen. Im Winter, ohne Blätter, wirkt er oft struppig und leblos. Die Rinde besonders alter Holunderbüsche ist grau und zerfurcht. An den jüngeren Ästen sind in der Rinde kleine Warzen zu erkennen. Im Frühling erscheinen dann grüne Blätter, die fünf- bis siebenfach gefiedert sind. Der Holunder zeigt uns die Vereinigung der Gegensätze: Seine weißen, zarten Blüten streckt er gen Himmel. Die Beeren sind im Gegensatz dazu dunkelviolett, fast schwarz, und hängen herunter Richtung Erde.
Vom Holunderbusch wurden früher fast alle Pflanzenteile verwendet. Das Holz und die Blüten wurden geräuchert. Insbesondere die schmackhaften Beeren und Blüten wurden für die Hausapotheke und für verschiedene Wildfruchtzubereitungen geerntet und verarbeitet. Flöten aus den Holunderzweigen waren ein beliebtes Kinderspielzeug. Wegen seiner großen Heilkraft wurde er an jedes Haus gepflanzt. Die Menschen wollten den Erntezeitpunkt von Blüten, Beeren, Holz und Blättern nicht verpassen, denn sie waren wichtige Bestandteile der Hausapotheke.
Wenn im Frühsommer die cremefarbenen Blüten ihren Duft verströmen, ist der »Holler« kaum zu übersehen. Ich sammle die Holunderblüten an trockenen und sonnigen Tagen Ende Mai bis Mitte Juni. Manchmal sitzen die Blütenstängel voller Läuse. Diese sind leider nur schwer zu entfernen, darum wähle ich zum Ernten dann lieber andere Holundersträucher aus. Die Blüten enthalten ätherische Öle, Flavonoide und Schwefelverbindungen. Sie eignen sich auch zum Trocknen für den Wintervorrat. Dann breite ich sie

So begleitet dich der Holunder durch deine Detox-Tage

- → Aus den getrockneten Holunderblüten kannst du ein ganz mildes Blüten-Gesichtswasser herstellen, um deine Haut zu reinigen. Lege die Blüten einfach über Nacht in abgekochtes Wasser ein. Trage das zart duftende Holunderblütenwasser mit einem Wattebausch auf die Haut auf und reinige dein Gesicht damit.
- → Ein Holunderblütentee ist ein wunderbarer Begleiter für die Sauna und die Entgiftung über das Schwitzen. Trinke dafür vor und zwischen den Saunagängen mehrere Tassen Blütentee. So schwitzt du leichter.
- → Spaziergänge und Bewegung an frischer Luft sind auch im Winter ein wichtiger Bestandteil deiner Detox-Kur. Bist du anschließend durchgefroren? Dann bereite dir einen wärmenden Holundersaft zu!

luftig auf einem Tablett aus und stelle sie für einige Tage an einen warmen und schattigen Ort. Sie gehören, frisch oder getrocknet, in jeden Fieber- und Erkältungstee, weil sie festsitzenden Schleim lösen, die Entgiftung anregen, Hautporen öffnen und das Schwitzen erleichtern. In Eierkuchenteig getaucht und ausgebacken schmecken die zarten frischen Blüten köstlich.

Der Blütensirup kann im Winter mit heißem Wasser aufgegossen werden. Als Tee getrunken, wirkt er angenehm durchwärmend. Dann ist es für mich, als würde die Sonne mit ihrer ganzen Kraft, Wärme und Freude direkt in mein Herz und in meinen Körper strahlen.

Ebenso nutze ich den Beerensaft als wichtiges Mittel, um das Abwehrsystem zu aktivieren und die Nerven zu stärken. Holundersaft wirkt grundsätzlich stärkend auf den Körper und macht ihn widerstandsfähiger gegenüber Stress und Krankheiten. Ein warmer Holundersaft mit Zimt und Sternanis schenkt Gelassenheit. Rinde und Blätter wirken ableitend und ausleitend.

Ein Auszug aus den Blüten, egal ob mit warmem oder kaltem Wasser, öffnet die Hautporen und erleichtert das Schwitzen. Es ist, als würden wir in der Sonne stehen. Über den Schweiß werden viele Schlacken ausgleitet. Das erklärt, warum Holunderblüten in der

Birken sind an ihrer weißen Rinde leicht zu erkennen.

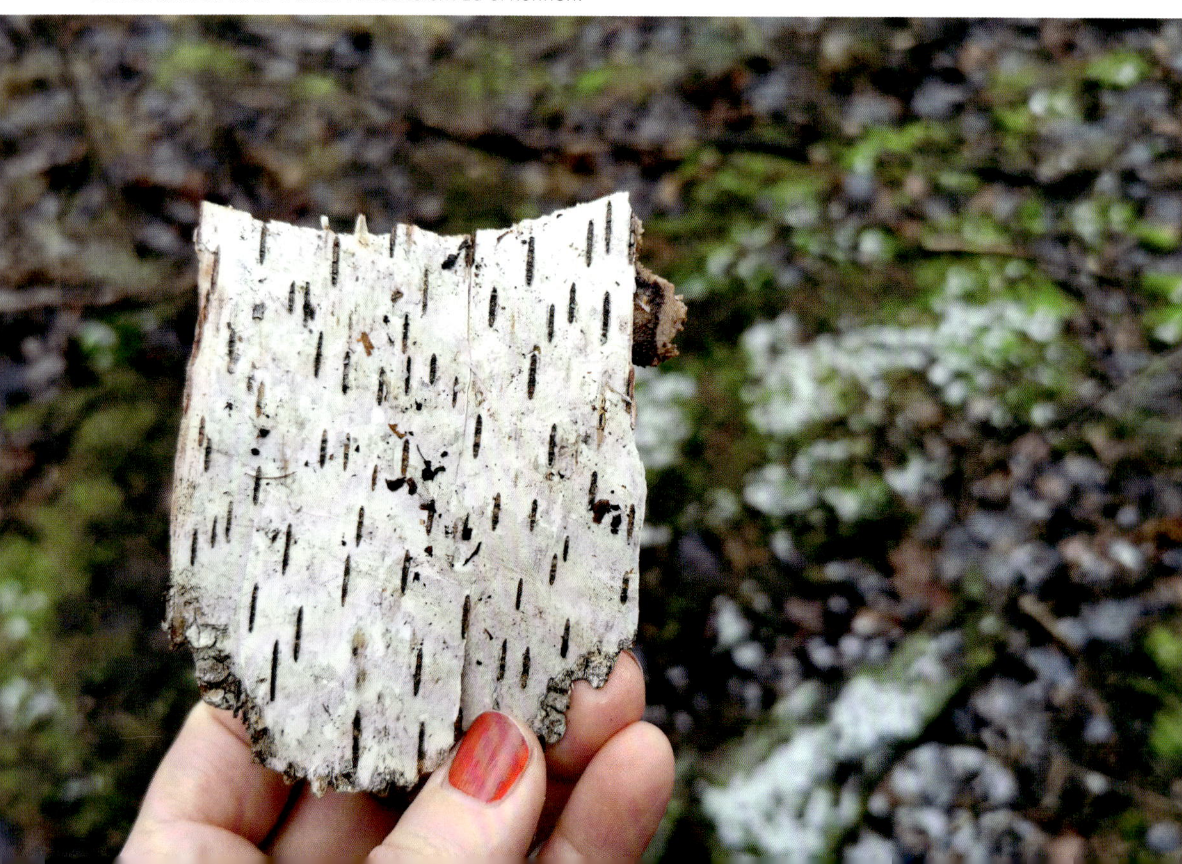

Volksheilkunde auch bei rheumatischen Erkrankungen eingesetzt werden.

Holunderblütentee

Der Holunderblütentee wirkt schweißtreibend und entgiftend. Darum ist er hervorragend geeignet, um die reinigende Wirkung von Saunagängen zu unterstützen.

Zutaten

* 2 EL Holunderblüten
* Honig und Zitronensaft/-scheiben nach Belieben

Zubereitung & Anwendung

Für den Tee gieße ich die Holunderblüten mit 750 ml kochendem Wasser auf und lasse den Sud 5 Minuten zugedeckt ziehen. Anschließend mische ich noch Honig und Zitronensaft und -scheiben dazu. Im Sommer eignet sich dieser Ansatz auch sehr gut für erfrischende Eistees.

Holundersaft

Der Holundersaft aktiviert das Immunsystem und wärmt dich von innen heraus.

Zutaten

* 50 ml Holundersaft
* 150 ml Apfelsaft
* 1 Orangenscheibe (Bio)
* Etwas Zimt nach Belieben

Zubereitung & Anwendung

Vermische den Holundersaft mit dem Apfelsaft in einem Topf, füge eine Orangenscheibe hinzu und bringe die Mischung anschließend zum Kochen. Wenn du magst, würze deinen Holundersaft mit etwas Zimt. Trinke den Saft so heiß wie möglich.

Birke – spielerisch & beweglich (Monate Februar und März)

Die Birke ist der Baum des Nordens. Wer schon einmal in Skandinavien war, kennt den Anblick von Birkenwäldern. Diese Wälder sind hell und strahlen eine freundliche Leichtigkeit aus. Tatsächlich gehört die Birke zu den frostunempfindlichen Bäumen. Sie hat sich mit einem Luftpolster unter der Rinde ausgestattet, darum ist sie im Norden so sehr verbreitet. Aber auch hier bei uns gehört sie zu den Pionierpflanzen – denjenigen Pflanzen, die zuvor vegetationsfreie Flächen neu besiedeln.
Kühnheit und Mut – das ist doch genau das, was wir für einen Neustart oder Neubeginn brauchen. Der Beginn eines neuen Jahres kann so einen Neubeginn markieren, genauso wie ein Umzug, eine neue Arbeitsstelle – oder eine Detox-Kur. Tatsächlich werden diese Pionierpflanzen in der Volksheilkunde oft für die Blutreinigung und zur Unterstützung von Fastenkuren verwendet.

So begleitet dich die Birke durch deine Detox-Tage

- Trinke während deiner Detox-Tage täglich 2 bis 3 Tassen Birkenblättertee, um die Starre des Winters aus dem Körper zu vertreiben.
- Massiere deine Haut mit Birkenöl und fördere so lokal die Durchblutung und den Stoffwechsel.
- Birkenblätter eignen sich auch sehr gut zum Räuchern, denn sie enthalten duftende ätherische Öle. Ich verwende sie gerne, wenn ich große Sehnsucht nach dem Frühling habe. Sie duften frisch wie ein erster Frühlingsgruß.

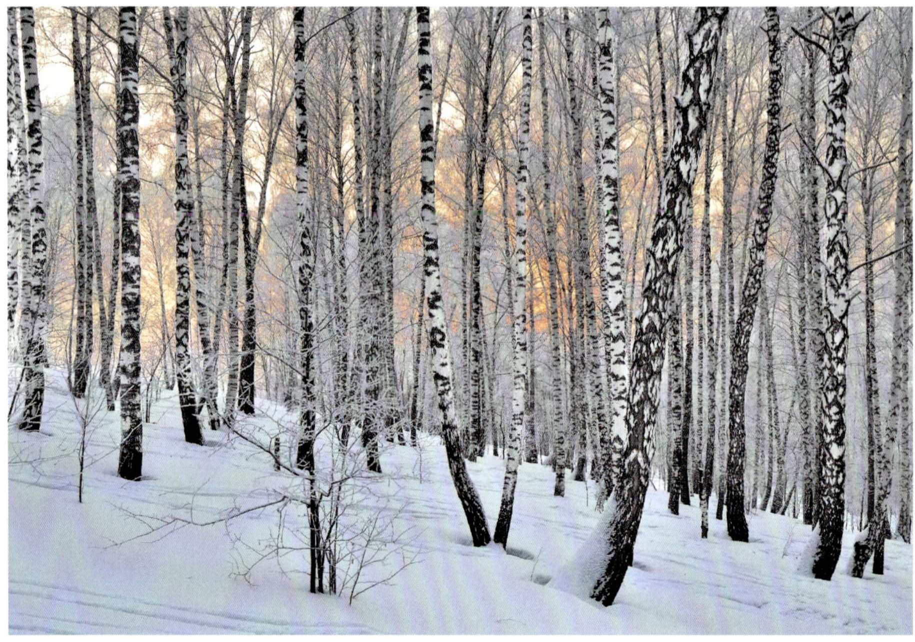

Birkenwäldchen sind hell und freundlich, weil die weiße Rinde das Licht reflektiert.

Mit ihrer zarten, schlanken Gestalt, mit den biegsamen Ästen und dem weiß leuchtenden Stamm wird die Birke mit Jugendlichkeit und Schönheit in Verbindung gebracht. Tatsächlich liefert der Baum Zutaten für zahlreiche Schönheits- und Verjüngungsmittel und wird in der Volksheilkunde immer gerne eingesetzt, um die Beweglichkeit und Flexibilität der Jugend wiederherzustellen.

Birkenblätter regen die Nieren an und werden in der Pflanzenheilkunde zur Blutreinigung, zur Verbesserung des Hautbildes, bei rheumatischen Erkrankungen und bei Blasenentzündungen empfohlen. Sie können ab ungefähr März gesammelt werden. Getrocknete Birkenblätter kannst du auch über die Apotheke beziehen. Der würzig-bittere Tee aus den Blättern aktiviert mit seinen Bitterstoffen die Leber und regt die Nieren an, überflüssige Giftstoffe auszuscheiden. In der Volksheilkunde wird Birkenblättertee als Verjüngungsmittel für die Gefäße eingesetzt. Außerdem ist er ein Geheimtipp, wenn der Geist müde und starr wird und die jugendliche Beweglichkeit im Körper oder auch in den Gedanken abhandengekommen ist.

Das duftende Birkenöl, ein Auszug der jungen Blätter oder jungen Zweige der Birke in (Oliven-)öl, wird in die Haut einmassiert, um dort den Stoffwechsel anzuregen und die Durchblutung im Gewebe zu verbessern. In Finnland und Sibirien klopft man nach dem Saunagang den Körper mit Birkenreisig ab. Das öffnet die Poren, regt die Hautregeneration an und aktiviert das Schwitzen und die Entgiftung über die Haut.

In Skandinavien und Russland werden Birken im beginnenden Frühling angezapft, um Birkenwasser zu gewinnen. Dann zieht die Birke viele Liter Wasser aus den Wurzeln in ihre Krone. Dieses Wasser hat einen milden Geschmack und wird traditionell zur Linderung von chronischen Hauterkrankungen, Rheuma und Gicht getrunken.
Birkenelixier ist ein wässriger Auszug aus der Birkenrinde. Diese enthält neben den Saponinen und Gerbstoffen besonders viele ätherische Öle. Das Elixier wird am Ende des Winters getrunken, um den Stoffwechsel und die Ausleitung anzukurbeln. Ihm wird auch die Kraft zugeschrieben, den schwermütigen Winter aus dem Körper und der Seele zu vertreiben. Das Elixier ist ebenso wie der Tee eine tolle Ergänzung zur Detox-Kur zum Ende des Winters.
Die weiße Rinde strahlt uns an grauen Wintertagen entgegen. Die Birke ist ein Lichtbringer, der uns genau im Winter an die erneuernde Kraft der Ruhe erinnert. Spielerische Leichtigkeit und Lebenslust entstehen nur, wenn wir uns diese Ruhe und den Rückzug gönnen, um Kraft zu schöpfen. Besonders wenn wir uns in den Wintermonaten nach der Leichtigkeit des Frühlings sehnen, sind Birkenblättertee, Birkenöl, Birkenelixier und Birkenwasser eine hervorragende Ergänzung für die Detox-Tage im Februar und März, um den Stoffwechsel zu aktivieren. Wahre Schönheit kommt bekanntlich von innen – was ist also ein besseres Anti-Aging-Mittel, als die frühlingshafte, jugendliche Lebenslust, die sich im Körper breitmacht?

Birkenblättertee

Die Blätter der Birke werden im Frühling gesammelt, wenn sie noch klebrig sind. Der Tee kann aber auch in der Apotheke erworben werden. Wer selbst sammeln will, sollte immer nur so viel Blätter ernten, dass der Baum nicht zu Schaden kommt.

Zutaten

* 1 EL Birkenblätter

Zubereitung & Anwendung

Für einen Birkenblättertee wird maximal 1 EL Kraut mit 250 ml kochendem Wasser überbrüht und zugedeckt 10 Min ziehen gelassen. Der Tee sollte vor den Mahlzeiten, am besten 3-mal täglich frisch zubereitet getrunken werden. Für eine Frühjahrskur 2–3-mal tgl. vor dem Essen über 2–3 Wochen trinken.

Birkenöl

Unterstütze die Entgiftung über die Haut.

Zutaten

* 1 Handvoll Birkenzweige
* Ca. 300 ml Olivenöl

Zubereitung

Für das Birkenöl sammle ich 1 Handvoll junger Zweige mit der schwarzen Rinde und einem Durchmesser von 3–4 mm im zeitigen Frühling, also Ende Februar oder Anfang März. Die Zweige schneide ich mit einem scharfen Messer in Späne und fülle sie in ein Glas, bis es etwa halb voll ist. Dann gieße ich Olivenöl dazu und erwärme den Ansatz vorsichtig im Wasserbad, am besten mehrmals für jeweils 45 Minuten. Das Öl ist fertig, wenn es den frischen Duft der Birkenzweige angenommen hat. Das duftende Birkenöl, das durch das Erwärmen extrahiert wird und sich mit dem Olivenöl verbindet, sitzt übrigens direkt unter der schwarzen Rinde.

DEINE WINTER-RITUALE

Kleine Rituale mit und in der Natur helfen dir, die Geschenke des Winters für deine Detox-Zeit anzunehmen. Wenn du deine Augen beim Spaziergang schweifen lässt, gibt es jetzt kaum Ablenkung durch Blumen oder Blätter. Die Natur zeigt sich pur. Die Pflanzen haben sich zurückgezogen und ruhen. Auch für uns sind jetzt Ruhe, Rückzug und Zeit für Neuausrichtung wichtig. Sie sind die besondere Qualität des Winters. Die Winter-Rituale unterstützen deine Detox-Kur in diesen Monaten und können zusätzlich sehr klärend wirken und dir helfen, dich und dein Leben neu zu fokussieren.

Die Geschenke des Winters erkennen

Der Winter wird von uns oft als trübe und grau empfunden. Dennoch hat diese Jahreszeit viele schöne Seiten. Manchmal müssen wir nur unseren Blickwinkel verändern, um die Geschenke des Winters zu erkennen.

Diese Kräutertees eignen sich zusätzlich im Winter

- Lindenblüten – hüllen uns mütterlich ein und wärmen von innen heraus, wenn uns kalt geworden ist
- Thymiankraut – ist sehr stark wärmend, schleimlösend und antibakteriell
- Schafgarbenkraut und -blüten – der würzig bittere Tee aktiviert die Verdauung, die Entgiftung und beeinflusst darüber die Darmflora positiv
- Angelikawurzel – auch Engelwurz genannt, ist eine altbewährte Heilpflanze mit Wirkung auf alle Entgiftungsorgane

Anleitung zum Natur-Baden

Mache einen Spaziergang und nimm die Natur um dich herum wahr. Überlege: Was magst du besonders am Winter und was sind die Geschenke des Winters an dich? Welche (Kindheits-)Erinnerungen hast du an den Winter? Wie ziehst du dich in diesen Tagen gerne zurück? Was brauchst du im Winter, um dich wohlzufühlen? Wie unterstützt dich der Winter bei deiner Detox-Kur? Mache dir Notizen dazu und integriere deine Ideen (z. B. Sauna, Kuscheldecke, Kerzen, Düfte, Fußmassage, viel Schlaf) in dein Detox-Programm.

Die Kräfte von Licht & Dunkel annehmen

Die Bedeutung von Licht ist zu keiner Zeit deutlicher als im Winter. Unser Körper braucht zwingend Sonnenlicht, um Vitamin D für die Knochen und das Nervensystem herzustellen. Das Fehlen des Lichtes kann bedrückend oder bedrohlich wirken und auf die Stimmung schlagen. Andererseits schenkt die Dunkelheit uns auch Ruhe und bietet uns die Möglichkeit, uns mit unserem Inneren zu beschäftigen. Es lohnt sich, die Bedeutung von Licht und Dunkelheit für unsere eigenen Stimmungslagen zu ergründen.

Übungen, um Dunkelheit und Licht zu erkunden

1. Ein Spaziergang in der Dunkelheit

Kannst du dich an die aufregenden Nachtwanderungen in der Kindheit erinnern? Als du dich nicht mehr auf die Augen verlassen konntest und plötzlich die anderen Sinne an Bedeutung gewannen. Ein überraschendes Knacken der Zweige oder Tiergeräusche nehmen wir so besonders intensiv wahr, ebenso die Dunkelheit als schützend und beruhigend.

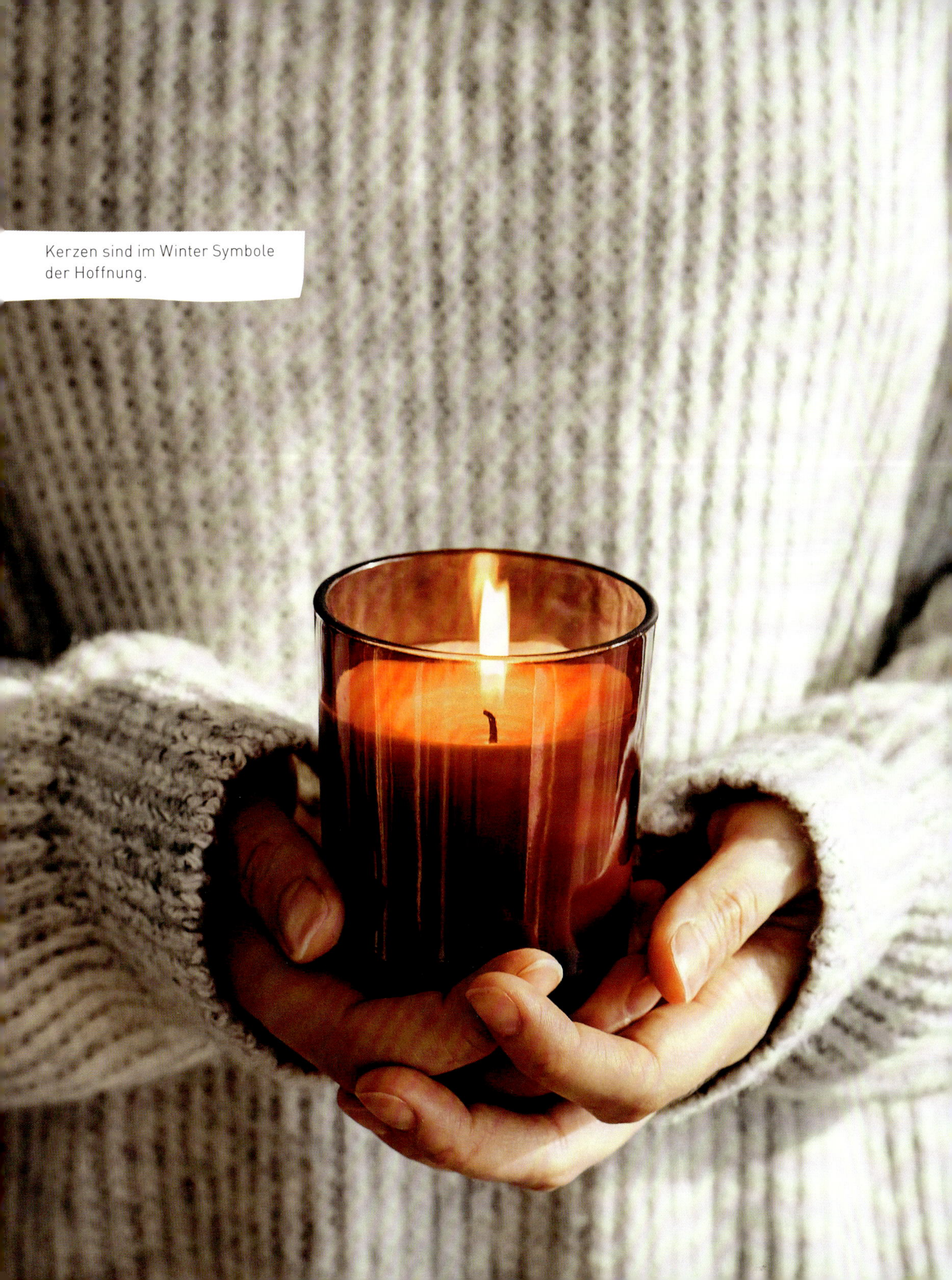

Kerzen sind im Winter Symbole der Hoffnung.

Unternimm abends bewusst einen Spaziergang durch die Dunkelheit und schaue, was dir begegnet. Wenn du wieder zu Hause bist, zünde eine Kerze an und begrüße das Licht. Nimm dir noch einen Moment Zeit für den Kerzenschein oder verbringe den ganzen Abend nur mit Kerzen. Das warme Licht ist eine Wohltat für unsere Seele. Wenn du magst, kannst du die Stimmung des Abends sehr gut für Meditation, Yoga, Atemübungen oder anderes Seelenfutter nutzen.

2. Einen Tag dem Licht widmen

Ab Anfang Februar mit Mariä Lichtmess ist es deutlich zu spüren, dass die Tage wieder länger werden. Mit dem Licht beginnt die Vorfreude auf den Frühling. Erste Frühblüher strecken mutig ihre Blüten zum Himmel, und Birken strahlen freundlich im Sonnenschein. Mit Mariä Lichtmess ist die Weihnachtszeit offiziell beendet, und langsam ist zu spüren, wie die Natur wieder zum Leben erwacht. Feiere die Rückkehr des Lichtes und gestalte einen Tag oder einen Abend zu dem Thema. Umgib dich mit hellen Farben. Wenn du magst, trage auch helle Kleidung, koche ein Essen mit hellen Speisen und dekoriere den Tisch mit einer weißen Tischdecke. Lies Gedichte über das Licht.

Du kannst den Abend mit einer Meditation beenden. Stelle dir dabei dein inneres Licht vor. Dieses leuchtet immer. Aber es gibt Dinge, die bringen es mehr zum Strahlen als andere. Welche Dinge sind das für dich? Wenn du den Tag mit Freunden oder der Familie verbringst, dann tausche dich dazu mit ihnen aus.

Die Natur macht Pause und erfreut uns mit bizarren Skulpturen.

DETOX-REZEPTE – DEINE DETOX-KUR IM WINTER

Im Winter brauchen wir Rezepte, die das Herz wärmen und die uns Licht und Hoffnung in den dunkelsten Tagen des Jahres schenken. Es ist die Zeit für aromatische Gewürze, die die Fantasie und die Innenschau erleichtern. Das Gelborange von Sanddorn und Möhren erinnert uns an den Sommer, und Kräuter wie Ingwer und Thymian vertreiben die Winterkälte mit ihren Aromen. Würzmischungen mit Beifuß erleichtern uns, mit unseren Gefühlen in Kontakt zu kommen. Buntes Blütenkonfetti ist ein sommerlich leichter Lichtblick für die Augen.

Teemischung, um dich zu stärken

Holunder, Beifuß und Angelika werden seit jeher als Schutzpflanzen verwendet. Durch das Trinken des Tees kannst du die wärmende und öffnende Wirkung spüren. Auf Körperlicher Ebene regt er stark die Entgiftung und Reinigung des Körpers an. Außerdem kann er ein stärkender Begleiter sein, wenn du während der Detox-Tage emotional empfindlich wirst oder den Wunsch hast, ganz in deine Emotionen einzutauchen.

Zutaten

1 Teil Holunderblüten und -beeren * 1 Teil Beifußkraut * 1 Teil Angelikawurzel

Zubereitung & Anwendung

> Die Kräuter mischen und anschließend kühl, trocken und lichtgeschützt lagern.
> Diese Mischung wirkt wärmend und regt die Entgiftung über die Leber, die Niere und die Haut an.
> Als Tee: Maximal 1 EL getrocknetes Kraut mit 250 ml kochendem Wasser übergießen und zugedeckt 20 Minuten ziehen lassen. 3-mal täglich 1 Tasse zubereiten und trinken.

Winterliches Porridge mit Orange und buntem Blütenkonfetti

Orangen erinnern mich mit ihrer Farbe immer an die Sonne. Mit ihren Orangetönen schenken sie gute Laune und sind freundliche Farbtupfer auf dem Teller. Außerdem schmecken sie gut und ergänzen die Haferflocken mit ihrer frischen Süße. Die Haferflocken sind stärkende Nervennahrung, die ich gerade im Winter als wohlig einhüllend empfinde. Bunte Sommerblüten und saure Berberitzen machen die Sommererinnerungen komplett und vertreiben jede winterliche Melancholie.

Zutaten (2 Portionen)

100 g Haferflocken * etwas (Pflanzen-) Milch * 1 Orange * Ggf. weiteres Obst nach Belieben * 1 EL getrocknete essbare Blüten (im Sommer selbst gepflückt, gibt es auch als Mischung oder einzeln zu kaufen) * 1 EL getrocknete Berberitzen

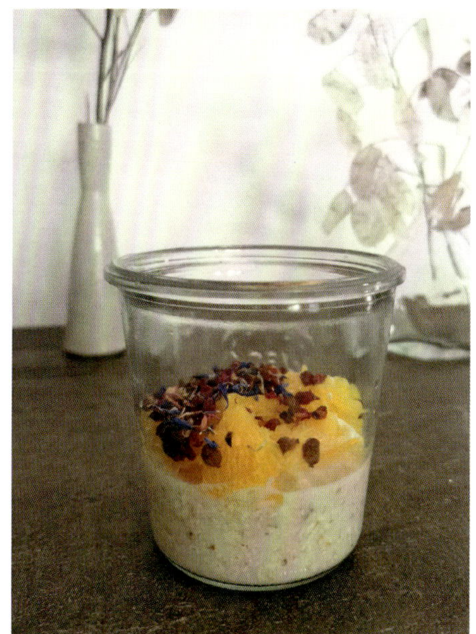

Porridge mit fröhlichem Blütenkonfetti

Zubereitung

> Die Haferflocken in eine Schüssel geben und mit kalter oder warmer Milch übergießen. Du kannst die Haferflocken gerne etwas in der Milch ziehen lassen, dadurch werden sie weicher und bekommen die typische Konsistenz von Bircher Müsli.
> Inzwischen kannst du das Obst von der Schale befreien und in mundgerechte Stücke schneiden.
> Das Auge isst mit! Darum richte die Haferflocken mit dem Obst hübsch an und streue als krönenden Abschluss die Berberitzen und das Blütenkonfetti darüber.

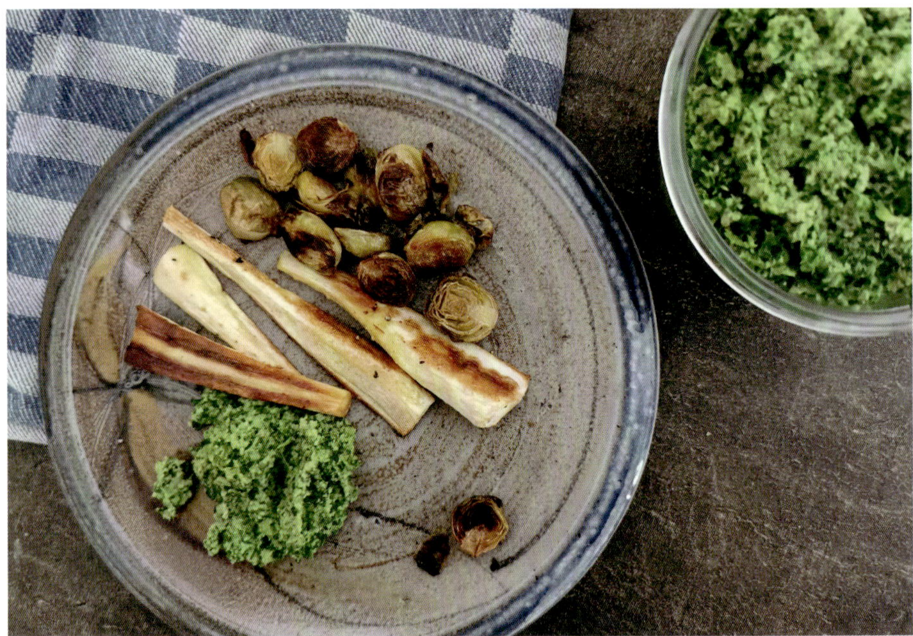

Grünkohl ist ein Wintergemüse und ein leckeres Superfood.

Winterliches Ofengemüse mit Grünkohl-Pesto

Dieses Ofengemüse ist eine besonders aromatische und winterliche Variante. Ofengemüse passt in jede Lebenslage und in jeden Alltag, wie ich finde. Es ist supereinfach und schnell zubereitet. Ich mache gerne auch mehrere Portionen und bewahre den Rest im Kühlschrank auf. Grünkohl ist besonders Basenbildend, steckt voller Mineral- und Vitalstoffe und ist mit seinen antibakteriellen Senfölen eine wertvolle Ergänzung auf dem Speisezettel.

Zutaten (3-4 Portionen)

Für das Ofengemüse:
4 Pastinaken * 2 Handvoll Rosenkohl * Olivenöl * Salz, Pfeffer, Zimt

Für das Grünkohl-Pesto:
100 g Grünkohl * Zitronensaft von ½ Zitrone * 50 g geröstete Sonnenblumenkerne * 50 g Kürbiskerne * Ca. 50 ml Olivenöl * Salz, Pfeffer

Zubereitung

> Zuerst den Ofen auf 200 Grad (Umluft) vorheizen und das Gemüse putzen.
> Dann schneide die Pastinaken in Spalten und halbiere die Rosenkohlröschen. Nun das Gemüse mit etwas Öl, Salz und Zimt vermischen, auf dem Backblech verteilen und bei 200 Grad ungefähr 40 Minuten backen, bis das Gemüse goldbraun wird.
> Für das Grünkohl-Pesto wasche in der Zwischenzeit den Grünkohl, befreie ihn vom Mittelstrunk und schneide die Blätter klein.

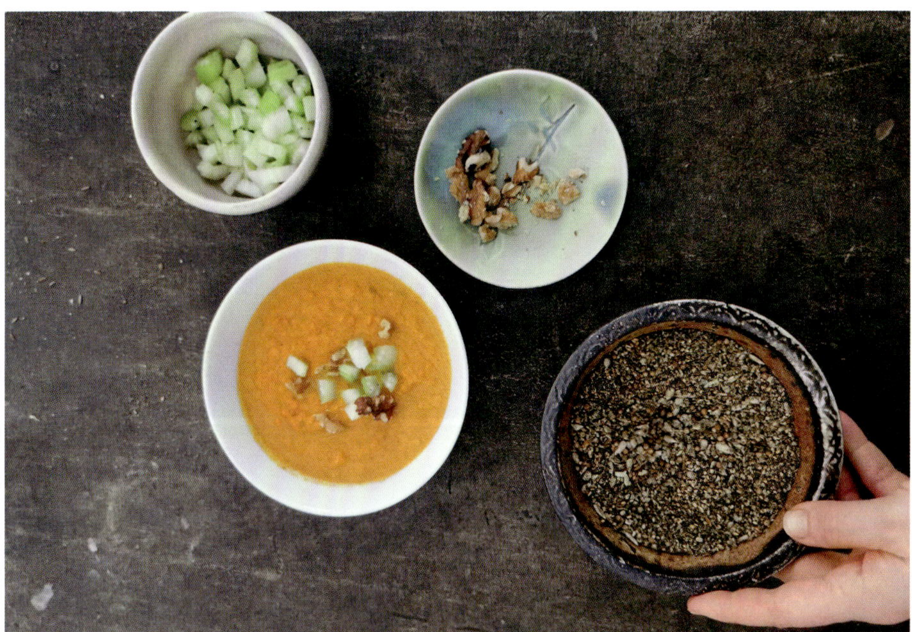

Tolles Topping für Suppen: Knackiges Gemüse und geröstete Nüsse

> Die Kürbis- und Sonnenblumenkerne in einer Pfanne ohne Öl anrösten, bis sie duften.
> Nun den Grünkohl zusammen mit den Kernen, dem Zitronensaft und dem Olivenöl in einer Küchenmaschine oder in einem Mixer pürieren und mit Salz und Pfeffer abschmecken.
> Wenn die Gemüse knusprig und goldbraun sind, kannst du sie mit dem Pesto auf einem Teller anrichten.

Basische Möhrensuppe mit Sellerie-Walnuss-Topping

Wärmende Suppen sind im Winter wunderbar. Meine Möhrensuppe ist mit wenigen Zutaten schnell vorbereitet. Ich koche gerne auch mehrere Portionen für den Vorrat. Dieses orangene Süppchen lässt uns von innen strahlen, schenkt dank des Betacarotins einen gesunden Teint und gibt die Kraft, um Altes loszulassen.

Zutaten (2 Portionen)

Für die Suppe:
350 g Möhren * ½ Dose Kokosmilch * 1 Stück Ingwer, daumengroß * Salz, Pfeffer
Für das Topping:
1 Stange Sellerie * 5 EL Walnüsse

Zubereitung

> Zuerst putzt du die Möhren und den Ingwer und schneidest sie in Stücke. Bringe die Möhren und die Ingwerscheiben mit ausreichend Wasser zum Kochen und gare sie ungefähr 10 bis 15 Minuten, bis sie weich sind.
> Dann püriere alles zusammen mit dem

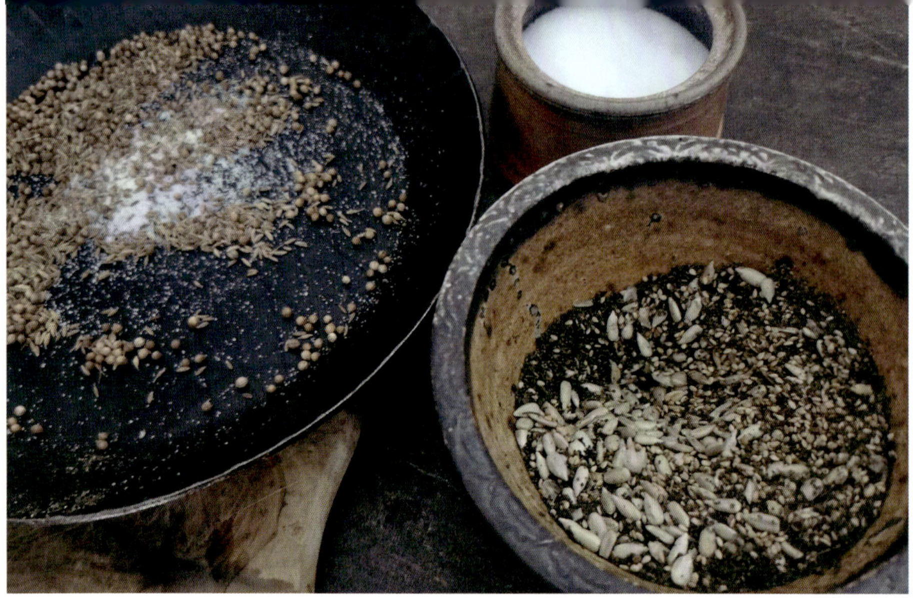

Brennnesselsamen schmecken nussig und sind ein absoluter Geheimtipp!

Kochwasser und gieße dabei die Kokosmilch dazu.

> Nun kannst du deine Suppe noch mit Salz und Pfeffer abschmecken.
> Ich streue über meine Suppe gerne etwas Walnüsse und Selleriestücke als knuspriges Topping. Dafür röstest du die Walnüsse in einer Pfanne an, bis sie duften. Die gewaschene Selleriestange schneidest du in Scheiben.

Dukah mit Brennnesselsamen – wärmendes Würzpulver

Dukah ist eine aromatische Würzmischung, die aus dem sonnigen Ägypten stammt. Ich habe das Rezept durch basische Sonnenblumenkerne ersetzt und mit einheimischen Brennnesselsamen aufgepeppt. Brennnesselsamen gehören zum einheimischen Superfood, denn sie stecken voller Mineralien, sie liefern Vitamine A, B, C und E und sind eine Quelle für pflanzliche Proteine. Die Volksheilkunde verwendet sie als Kräftigungsmittel für jede Lebenslage. Ich finde sie besonders in den dunklen Wintermonaten hilfreich, weil sie die innere Stärke und Ruhe fördern.

Zutaten

3 EL Sonnenblumenkerne * 2 EL Sesamsamen * 2 EL Brennnesselsamen * 2 EL Koriandersamen * 2 EL Kreuzkümmelsamen * 1 EL Meersalz * 1 EL schwarzer Pfeffer

Zubereitung

> Sonnenblumenkerne, Sesamsamen, Koriandersamen, Kreuzkümmel; Pfeffer und Salz vorsichtig in einer Pfanne anrösten, bis die Samen und Gewürze anfangen zu duften.
> Anschließend in einem Mörser zerstoßen und Brennnesselsamen und Sesam ergänzen.
> Diese Würzmischung streue ich über Gemüsegerichte und Salate. Sie verleihen ein besonderes Aroma und einen sehr aromatischen Biss.

Pflanzensteckbriefe

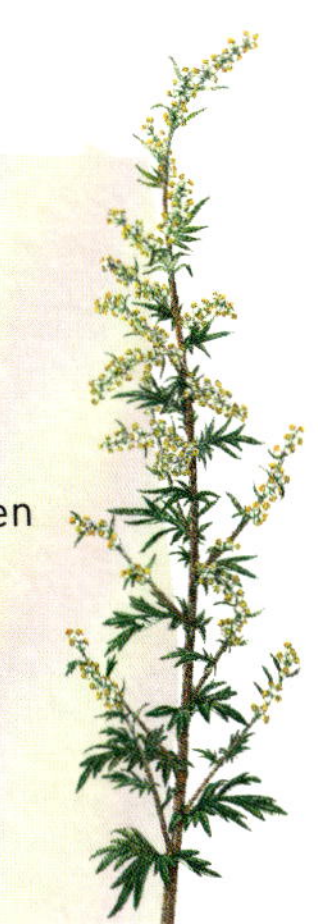

Beifuß

Name *Artemisia vulgaris*
Standort Wegränder, Brachen
Aussehen groß, aufrecht, der Stängel läuft oft lila an und wird bis 180 cm hoch, die Blätter sind fiederteilig und oben dunkelgrün, unten silbrig, Blüten in rispigen Blütenständen
Inhaltsstoffe ätherische Öle, Bitterstoffe, Gerbstoffe
Anwendung beliebte Verwendung in der Frauenheilkunde, regt die Verdauung an, wichtiges Räucherkraut
Verwendete Pflanzenteile Kraut und Wurzeln

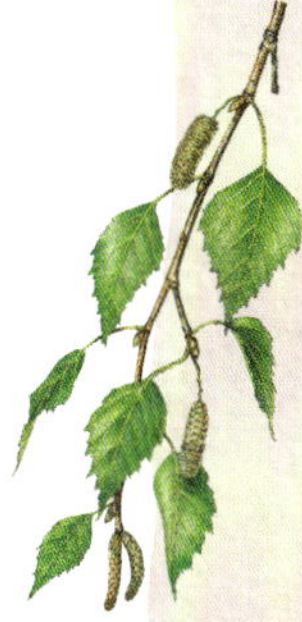

Birke

Name *Betula alba*
Standort an feuchten Standorten, Pionierbaum
Aussehen schlanke Bäume mit weißer Rinde und zartgrünen beweglichen Blättern, Flugsamen
Inhaltsstoffe ätherische Öle, Bitterstoffe, Saponine
Anwendung regt die Nieren an, Verwendung bei Hautleiden und Gelenkbeschwerden zur Ausleitung und Entgiftung
Verwendete Pflanzenteile Blätter, Rinde, Birkenwasser

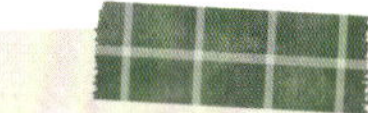

Holunder

Name *Sambucus nigra*
Standort an Waldrändern, auf Bauernhöfen, Flussauen, Feldränder
Aussehen Strauch bis Baum, mehrere Meter hoch, silbrige Rinde mit Warzen, cremefarbene Blüten im Frühsommer (Mai/Juni) und dunkle Beeren im Herbst, in Scheindolden angeordnet, Blätter gefiedert
Inhaltsstoffe Blüten ätherische Öle, Saponine, Gerbstoffe
Anwendungen Blüten schleimlösend und fiebersenkend bei Grippe und Erkältungen, regt das Schwitzen an, Ausleitung über die Haut
Inhaltsstoffe Beeren Bitterstoffe, Zucker, Apfelsäure, ätherisches Öl, Vitamine A,B und C
Anwendung Beeren nervenstärkend bei Schmerzen und Nervosität, durchwärmend und das Immunsystem anregend
Verwendete Pflanzenteile Blüten und Früchte

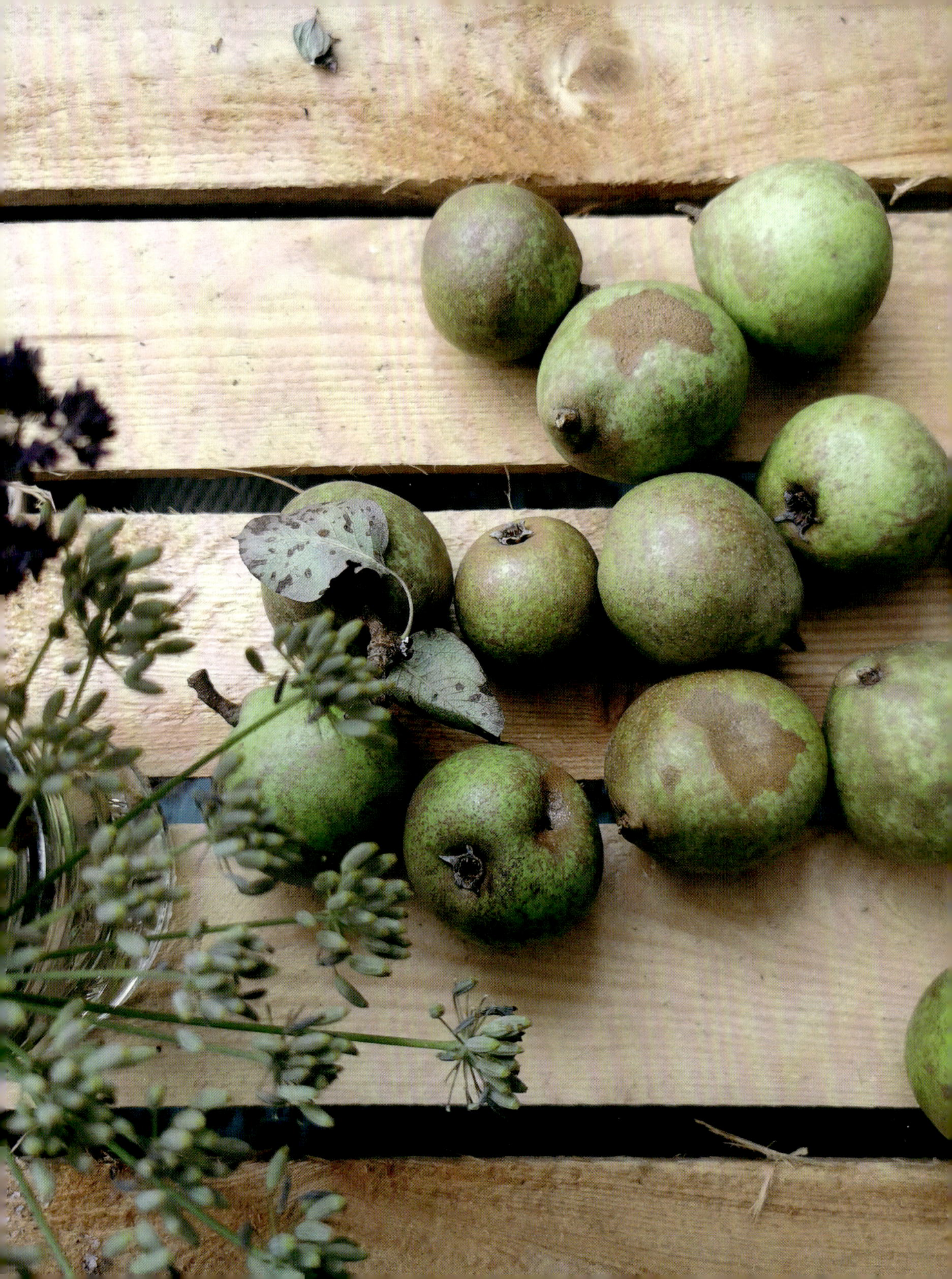

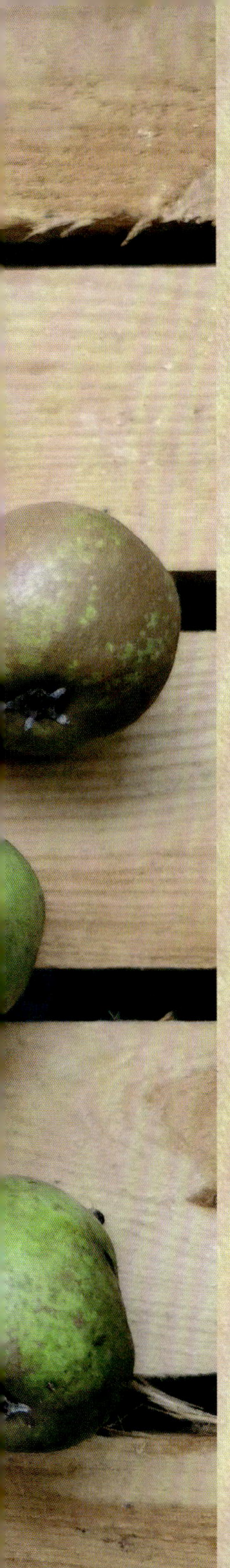

Serviceteil

CHECKLISTEN UND ÜBERSICHTSPLÄNE AUF EINEN BLICK

Du möchtest eine Detox-Kur durchführen? Dann verwende die Übersichten auf den kommenden Seiten für deine sorgfältige Planung und Vorbereitung. So wird das Detoxen ganz leicht!

Deine Detox-Woche

Hier und auf den folgenden Seiten findest du eine kleine Übersicht, die dir helfen wird, deine Detox-Zeit vorzubereiten. Schaue dir die einzelnen Punkte genau an und überlege dir, wie du sie gestalten möchtest. Das hilft dir, die Detox-Tage ganz leicht in deinen Alltag zu integrieren und auch durchzuhalten.

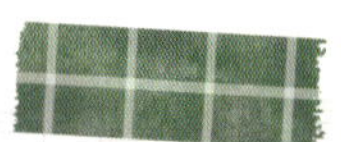

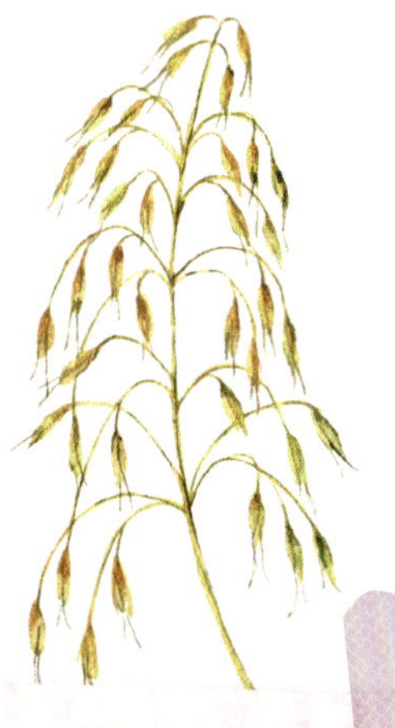

Pflanzen & Jahreszeiten

Kräuter und Heilpflanzen der entsprechenden Jahreszeit unterstützen wunderbar beim Detox-Programm. Die Entgiftungs- und Ausscheidungsorgane werden aktiviert. Die Jahreszeiten geben uns die Themen vor. Der Rhythmus der Jahreszeiten:
Frühling – Neubeginn, Ideen säen
Sommer – Vernetzung, Energie tanken
Herbst – Ernten & Danken
Winter – Rückzug, Kräfte sammeln

Ausleiten

Die Ausleitung ist während der Detox-Woche sehr wichtig! Trinken, Bewegung, Bürstenmassagen und wohltuende Leberwickel unterstützen dich dabei und sorgen dafür, dass du dich während der Detox-Woche gut fühlst. Außerdem gibt es viele Heilpflanzen, die dich in den verschiedenen Jahreszeiten unterstützen.

Bewegung

an frischer Luft gehört unbedingt zur Detox-Woche. Überlege dir, welche Art von Bewegung dir Spaß macht. Es ist gut, wenn du dabei ins Schwitzen kommst, denn das unterstützt die Ausleitung. Du solltest täglich mindestens 30 bis 60 Min. dafür einplanen.

Ernährung

Die Ernährung in der Detox-Woche sollte basisch sein. Einfache Rezepte mit Gemüse, Nüssen, Samen und aromatischen Kräutern und Wildpflanzen sind jetzt erlaubt.

Entspannung

Sorge für genügend Pausen und Ruhephasen während der Detox-Woche. Gönne dir Zeit, dann fällt das Detoxen leichter und der Körper kann sich besser regenerieren. Außerdem begünstigt Stress die Bildung von Säuren im Körper. Plane täglich mindestens 1 Stunde (oder 2 × 30 Min.) Entspannung ein.

Seelenfutter

Detoxen ist mehr als eine Diät! Beim Detoxen kümmerst du dich um den Körper, den Geist und die Seele, damit es dir rundherum gut geht.

Was ist Seelenfutter? Das sind Dinge, Aktivitäten, die dein Herz hüpfen lassen, wo es im Bauch kribbelt, oder du hast große Lust darauf und es bereitet dir Freude. Was genau das ist, kann sehr individuell und verschieden sein, z. B.: die Lieblingsmusik ganz laut hören und tanzen, ein Museum besuchen, kreativ sein, im Garten arbeiten oder einfach Aktivitäten, die dir guttun!

Wie oft brauchst du Seelenfutter? Am besten alle 1 bis 2 Tage, mindestens 30 Min., gerne mehr.

Dein Ziel

Dein Ziel ist wichtig für deine Motivation und trägt dich durch die Tage, an denen du zweifelst. Darum ist es so wichtig, dass du dir vor dem Start ein Ziel überlegst.

Deine Detox-Woche

Hier ist Platz für deine Notizen

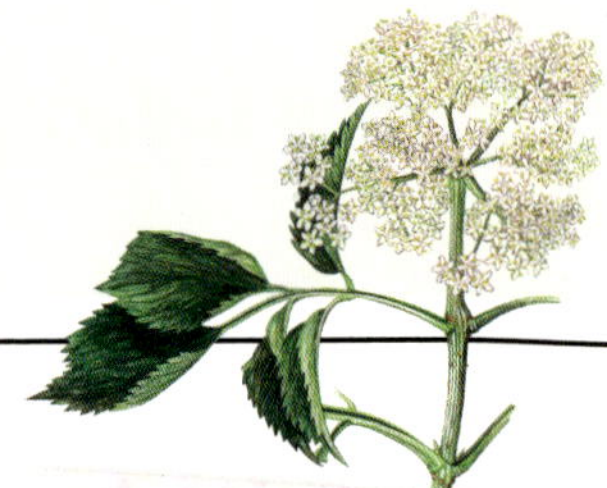

Die Jahreszeit

Jede Jahreszeit und jede Saison haben ihre Besonderheiten: das Wetter, die Stimmung, Heilkräuter und Gemüse oder Aktivitäten, die wir jetzt gerne machen.

In welcher Jahreszeit startet deine Detox-Zeit? ______________

Warum hast du dir die Jahreszeit ausgesucht? ______________

Was magst du an der Jahreszeit? ______

Wie kannst du die Jahreszeit in deine Detox-Auszeit miteinbeziehen? ______

Wie kann sie dich unterstützen? ______

Welche Aktivitäten sind jetzt typisch?
____

Trinken

Trinken ist besonders wichtig, um harnpflichtige Substanzen auszuleiten. Geeignete Getränke sind Wasser, Heilwasser, Kräutertees. Bei ausreichender Trinkmenge ist der Harn in der Regel hell und riecht kaum.

Welche Kräutertees trinkst du gerne und dürfen in deiner Detox-Woche nicht fehlen?

____

____

____

Entspannung & Schlaf

Was bringt dir Entspannung in der Detox-Woche? (z. B.: Yoga, Spaziergang, Leberwickel, Meditation, offline sein)

Schreibe hier auf, was du konkret machen wirst:

Seelenfutter

Was ist dein Selenfutter? Nimm dir einen Moment Zeit zu überlegen, trage es dir hier ein und plane es unbedingt für deine Detox-Woche ein!

Dein Seelenfutter für die Detox-Woche

Bewegung

Wenn wir uns bewegen, kommen der Kreislauf und der Stoffwechsel in Schwung. Frische Luft bringt Sauerstoff. Und sicherlich hast du es auch schon einmal bemerkt: Bewegung verbessert die Stimmung. Plane also täglich Bewegung und Sport ein, die dir Spaß machen.

Diese Bewegung/dieser Sport unterstützt dich täglich während der Detox-Woche:

Rezepte & Essen

Schaue dich schon vor deinem Start nach Rezepten um, die du gerne ausprobieren möchtest! Vegane Rezepte sind besonders geeignet. Leckere Detox-Rezepte findest du auch in diesem Buch in den Jahreszeiten-Kapiteln.

Deine Lieblingsrezepte für die Detox-Woche:

Ziel

Warum machst du die Detox-Woche? Was willst du damit erreichen?

Trage hier dein Ziel ein: ____________________

Deine Detox-Woche

Hier ist Platz für deine Notizen

Tag 1

→ Heute geht es los!

Dein Detox-Programm heute:

Rezepte: ______________________

Bewegung: ______________________

Ausleitung: ______________________

Mein Tipp für heute:
Mache einen Leberwickel!

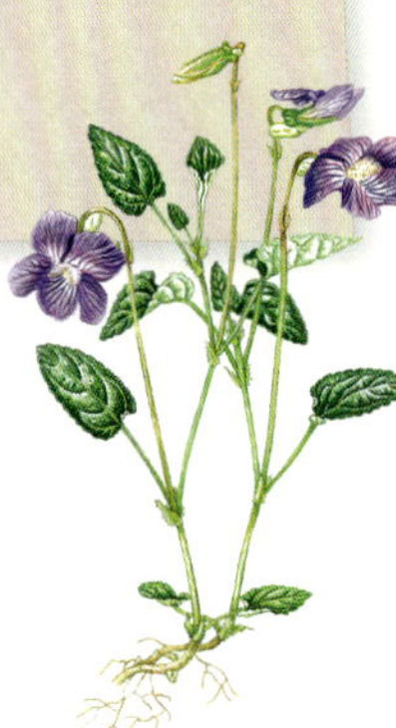

Tag 2

→ Heute weißt du schon, wie es funktioniert!

Dein Detox-Programm heute:

Entspannung: ______________________

Bewegung: ______________________

Seelenfutter: ______________________

Ausleitung: ______________________

Tag 3

→ Denke daran, genug zu trinken!

Dein Detox-Programm heute:

Entspannung: ....

Bewegung: ....

Rezepte: ....

Mein Tipp für heute:
ein Fußbad mit Zitrone

Tag 4

→ Gegenseitige Unterstützung

Dein Detox-Programm heute:

Entspannung: ....

Bewegung: ....

Rezepte: ....

Seelenfutter: ....

Tag 5

→ Jetzt hast du schon 5 Tage geschafft!

Dein Detox-Programm heute:

Rezepte: ....

Bewegung: ....

Entspannung: ....

Mein Tipp für heute:
Nimm dir Zeit für bewusste Atemübungen an der frischen Luft.

Tag 6

→ Deine Ausleitung noch einmal ankurbeln

Gönne dir doch heute ein wohltuendes Entspannungsbad oder gehe in die Sauna. Das unterstützt die Ausleitung optimal.

Dein Detox-Programm heute:

Bewegung: ....

Entspannung: ....

Seelenfutter: ....

Ausleitung: ....

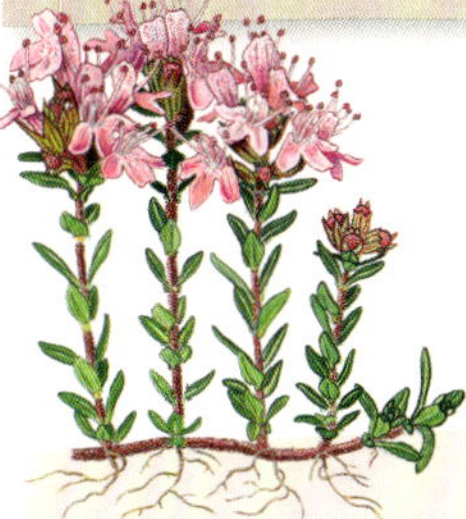

Tag 7

→ Abschluss

Wow – heute ist der letzte Tag. Wie fühlst du dich? Welche Erfahrungen hast du in den letzten Tagen gemacht? Was hat dich während der Detox-Woche bereichert?

Dein Detox-Programm heute:

Rezepte: ....

Bewegung: ....

Entspannung: ....

Zum Ausfüllen

Dein Detox-Fahrplan

Nimm dir täglich ein paar Minuten Zeit und notiere dir, wie es dir geht. Das schafft einen kurzen und wohltuenden Ruhepol am Tag. Außerdem sind diese Aufzeichnungen sehr hilfreich, wenn du dein Detox-Programm wiederholen möchtest. Dann kannst du schauen, was gut geklappt hat oder wo du Schwierigkeiten hattest. Dann kannst du dein Programm anpassen und verbessern.

So habe ich mich gefühlt:

Das hat mir gutgetan:

Diese Gedanken/Fragen waren heute für mich wichtig:

LITERATURTIPPS UND HILFREICHE ADRESSEN

APPS

Flora Incognita
Pl@ntNet

LITERATURTIPPS

Pflanzen bestimmen

Fleischhauer, Spiegelberger, Gassner: »Blatt für Blatt«, AT Verlag 2017
Spohn: »Was blüht denn da?«, Kosmos Verlag 2021

Heilpflanzenkunde

Bühring: »Lehrbuch Heilpflanzenkunde: Grundlagen – Anwendung – Therapie«, Haug 2020
Fischer Rizzi: »Medizin der Erde: Heilanwendung, Rezepte und Mythen unserer Heilpflanzen«, AT Verlag 2005
Willford: »Gesundheit durch Heilkräuter«, Trauner Verlag 2020

Räuchern

Fuchs: »Räuchern im Rhythmus des Jahreskreises«, Nymphenburger Verlag 2021

Oxymel herstellen

Nedoma: »Das große Buch vom Oxymel«, Aesculus Verlag 2019

Die hier genannten Bezugsquellen sind Beispiele, mit denen ich gute Erfahrungen gemacht habe. Du bekommst Kräuter und Heilpflanzen in hoher Qualität auch bei anderen Anbietern.

KURSE & AUSBILDUNG ZUM THEMA HEILPFLANZEN

Kräuterwerkstatt & mehr

www.susannehackel.de
Blog mit Heilpflanzen-Rezepten, Kurse, Kräuterführungen

Wenn du dich für einen Kräuterkurs oder ein Detox-Seminar interessierst, schau doch mal im Internet, ob so etwas nicht auch in deiner Nähe angeboten wird.

HEILPFLANZEN UND KRÄUTER BEZIEHEN

Zieten Apotheke Berlin

www.zietenapotheke.de
Kräuter und Heilpflanzen in Apothekenqualität, versenden Tees und Mischungen auch via Post

Herbathek

www.herbathek.com
Onlineversand, Bio-Qualität

Mein Tipp

Der Botanische Garten Berlin besitzt einen sehr gut ausgestatteten Kräuter- und Heilpflanzengarten. Hier, aber auch in botanischen Gärten anderer Städte sowie in den botanischen Gärten von Universitäten oder Hochschulen kann man viele Heilpflanzen sehen und studieren.

REGISTER

Abführen 38, 39, 98
Aktivitäten 14, 21, 28, 95, 135 f.
Alkohol 8, 18, 35 f., 44, 98, 102
Allergien 37, 41, 55, 65
Anti-Aging 19, 122 f.
Antibakteriell 40, 76, 80, 82, 91, 124, 128
Antibiotika 37, 76
Antioxidantien 17, 64, 89, 102
Atemübungen 21 f., 39 ff., 126, 139
Ätherische Öle 10, 23, 61, 69, 73 f., 76, 78 ff., 82, 85, 91, 98, 102 f., 119, 123, 131
Ausleitung 9, 14 ff., 34, 38, 42, 53, 56, 61, 64, 69, 84, 98 ff., 109, 117, 120, 123, 131, 134 f.
Ayurveda 8, 39, 74
Basisch 7, 16 ff., 44 f., 64, 90, 96, 98, 101, 104, 107, 110, 129 f., 135
Bauchspeicheldrüse 34 f., 37
Beifuß 48, 73, 80, 116 ff., 127, 131
Beschwerden 8, 11, 34
– Bewegungsapparat 69, 58, 100
– Gelenke 36, 56, 58, 75, 100, 131
– Menstruation 80
– Muskeln 56, 58, 75 f., 91
– rheumatische 29, 37, 45, 58, 82, 100, 121 f.
– Verdauung 37, 91
– Wechseljahre 80
Betacarotin 90, 101 f., 111, 129
Bewegung 8, 14, 18, 21, 40 ff., 57, 95, 119, 134 f., 137
Bindegewebe 21, 96, 98, 104
Birke 17, 19, 38, 48, 116, 121 ff., 131
Bitterstoffe 10, 17, 36, 38, 54, 62, 77, 90 f., 100, 111, 122, 131
Blasenentzündung 55, 80, 122
Blähungen 37, 76, 100
Blut 35 f., 39, 40, 44, 82
Brennnessel 9, 17 ff., 45, 48, 53 ff., 64 ff., 69, 89 f., 104
Cholesterinspiegel 16
Darmflora 17, 61, 82, 100, 124
Detox-Ernährung 16 ff., 33 ff., 42 ff.
Detox-Getränke 19
Detox-Kräuter, Anwendungen und Rezepte
– Beifuß 116 ff.
– Brennnessel 56 f.
– Giersch 57 ff.
– Hafer 96 ff.
– Holunder 119 ff.
– Löwenzahn 99 ff.
– Minze 78 ff.
– Sanddorn 101 ff.
– Schafgarbe 80 ff.
– Thymian 75 ff.
– Veilchen 59 ff.
Detox-Kräutertees 19
– Frühling 62
– Sommer 82
– Herbst 104
– Winter 124
Detox-Zeitraum 26
Diabetes (Typ 2) 44, 96, 100, 109
Düfte (Aromen) 15, 28, 59, 73 f., 76, 79, 119, 124
Durchblutung 35 f., 42, 44, 54, 56, 74, 80, 82, 101, 121
Eiweiß, tierisches 8, 16, 18, 36, 44
Energie 9, 15, 36, 40 f., 63, 75, 94, 134
Entspannung 22 f., 26 f., 37 f., 44, 82, 94, 110, 116, 135, 137
Ernährungstipps 18
Fermentation 17, 38
Fettverdauung 35
Flüssigkeit 18 f., 43, 100
Freie Radikale 89, 96, 102, 111
Frühjahrsmüdigkeit 8, 10, 52, 54 f., 58
Fußbäder/-massagen 23, 44, 84, 116, 124

Galle 19, 34 ff., 54, 79
Gänseblümchen 17, 48, 54, 64, 68
Giersch 17 f., 48, 53 ff., 64 ff., 69, 86 f.
Giftstoffe 36, 38 ff., 43, 100, 122
Hafer 17, 19, 45, 48, 64, 96 ff., 109, 111
Harn 19, 41, 43 ff., 57 f., 100, 116, 136
Hautbild 42, 82, 100, 122
Heilerde 38
Holunder 10, 48, 79, 85, 119 f., 131
Hormone 35, 37, 43 f., 83
Immunsystem 10, 37, 42, 55, 59, 96, 102, 111, 116, 120 f., 131
Infused Water 19
Johanniskraut 48, 73, 83 f.
Kneipp 8, 40, 42
Knochen 83, 96, 98, 124
Kopfschmerzen 19, 34 f., 78 f., 91
Lavendel 23, 31, 36, 73, 75, 78, 85, 98
Lebensweise 7, 23, 37 f., 42
Leberwickel 23, 34, 42, 80, 82
Löwenzahn 9, 16 ff., 36, 38, 45, 49, 54, 57, 62, 64 f., 95 f., 98 ff., 107 ff.
Massage/Bürsten 23, 28, 34, 42, 44, 116, 124
Meditation 63, 105, 115, 126, 137
Melisse 49, 57, 73, 75, 86
Mineralstoffe 10, 14, 43, 52 ff., 58 ff., 64 f., 88, 90, 96 ff., 104, 109, 111, 128
Minze 17 ff., 31, 49, 73 ff., 85 f., 91
Müdigkeit 19, 29, 35, 37, 41, 55, 100
Nahrungsmittelunverträglichkeiten 37, 42
Oxymel 59, 61 f.
pH-Wert 41, 44 f.
Rauchen 8, 18, 40, 102
Räucherwerk 30 f.
Rezepte
– Frühling 64 ff.
– Sommer 86 ff.
– Herbst 107 ff.
– Winter 126 ff.
Rituale 9 f., 28, 107
– Frühling 62 ff.
– Sommer 82 ff.
– Herbst 104 ff.
– Winter 124 ff.
Sanddorn 10, 17 f., 49, 96, 101 ff., 109, 124
Sauna 26, 42, 119, 121, 123 f.
Säurebildner 44, 135
Schafgarbe 9, 17 f., 31, 36, 38, 49, 62, 68, 75, 80 ff., 86, 90 f., 124
Schlacken 8 f., 34, 38, 42, 75, 120
Schlaf 22, 41 f., 96, 98, 124, 137
Schmerzen 34 f., 37, 41, 56, 58, 61, 76, 79, 84, 91, 131
Schwangerschaft 29
Schwitzen 10, 21, 41 f., 119 ff., 131, 135
Seele 7, 11, 14, 26 ff., 52, 59, 72 ff., 80, 82, 86, 115 f., 123, 126, 135, 137
Stoffwechsel 8, 21, 23, 35, 45, 58, 64 ff., 75, 94 f., 102, 107, 121 ff., 135
Stress 23, 26 f., 29, 38, 40, 42, 44, 79, 96, 98, 100, 102, 120, 135
Tagebuch 23, 27, 105, 115
Thymian 17 f., 49, 73, 75 ff., 86 ff., 91, 95, 108, 116, 124, 126
Ungesättigte Fettsäuren 16, 102
Vegan 18, 137
Veilchen 18, 49, 54, 56, 59 ff., 64, 68 f.
Verdauung 37 f., 74 ff., 95, 108, 124, 131
Verdauungsfeuer 73 ff., 82, 86 f., 90, 95
Verzicht 26, 36
Vitamin C 17, 58 f., 101 f., 111
Vitamin D 83, 124
Vorerkrankungen 29
Wärme 15, 17, 23, 35 f., 53, 62 f., 73 ff., 80, 82, 95 f., 107, 114 ff., 120 f., 124, 126, 131
Zellstoffwechsel 41
Zitronenmelisse 77, 82, 86
Zucker 8, 18, 36, 44, 90, 98, 100, 131

BILDNACHWEIS

Mit 1 Foto von Adobe Stock (Seite 40).
Mit 19 Fotos von Shutterstock (Seite 17, 20, 22, 24, 32, 35, 37, 43, 48f,, 58, 95, 97, 99, 101, 103, 107, 118, 122, 125, 126) und 1 Illustration von Shutterstock (Seite 111 und 134).
Mit 8 Pflanzenzeichnungen von Marianne Golte-Bechtle (Seite 4, 69 Mitte und unten, 91 Mitte, 111 unten, 131 Mitte und unten, 136).
Mit 5 Pflanzenzeichnungen von Sigrid Haag (Seite 91 unten, 111 Mitte, 131 oben, 135, 139).
Mit 4 Pflanzenzeichnungen von Dr. Roland Spohn (Seite 5, 69 oben, 91 oben, 138).
Motiv der Klebestreifen von Adobe Stock.
Alle übrigen Fotos von Susanne Hackel.

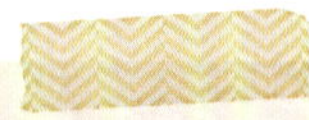

WIDMUNG

Ich widme dieses Buch allen Frauen, die mich auf meinem Weg unterstützt haben. Besonders Saskia Zersen, meiner Lehrerin für Pflanzenheilkunde. Ohne sie wäre ich niemals Dozentin geworden. Großen Dank auch an meine Mutter für ihre unerschütterliche Unterstützung in allen meinen Lebenslagen. Außerdem danke ich den Pflanzen, die stets und immer wieder an meinem Wegesrand wachsen.

Susanne Hackel

IMPRESSUM

Umschlaggestaltung von Katrin Kleinschrot, Stuttgart, unter Verwendung von Fotos der Autorin und Fotos und Illustrationen von Shutterstock (1) und Marianne Golte-Bechtle (1).

Alle Angaben in diesem Buch erfolgen nach bestem Wissen und Gewissen. Sorgfalt bei der Umsetzung ist indes dennoch geboten. Der Verlag und die Autorin übernehmen keinerlei Haftung für Personen-, Sach- oder Vermögensschäden, die aus der Anwendung der vorgestellten Materialien, Methoden oder Informationen entstehen könnten. Die Informationen in diesem Buch dürfen in keinem Fall als Ersatz für die ärztliche Beratung angesehen werden. Sollte diese Publikation Links auf Webseiten Dritter enthalten, so übernimmt der Verlag für deren Inhalte keine Haftung, da wir uns diese nicht zu eigen machen, sondern lediglich auf deren Stand zum Zeitpunkt der Erstveröffentlichung verweisen.

Unser gesamtes Programm findest du unter
kosmos.de/herbig

susannehackel.de

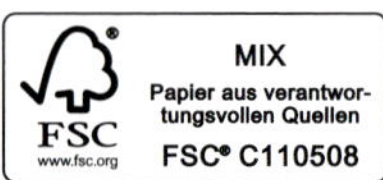

Gedruckt auf chlorfrei gebleichtem Papier

ISBN 978-3-96859-020-2
Projektleitung und Bildredaktion: Nicole Janke und Ramona Imhof
Redaktion: Manuela Hunfeld, Stuttgart
Gestaltungskonzept, Gestaltung und Satz: Katrin Kleinschrot, Stuttgart
Produktion: Hanna Schindehütte
Druck und Bindung: Westermann Druck
Printed in Germany